中华名医传世经典名著大系

李冠仙传世名著

〔清〕李冠仙　著
郭家兴　点校

天津出版传媒集团
天津科学技术出版社

图书在版编目(CIP)数据

李冠仙传世名著 / (清) 李冠仙著 ; 郭家兴点校
.-- 天津 : 天津科学技术出版社, 2023.1
(中华名医传世经典名著大系)

ISBN 978-7-5742-0247-4

Ⅰ.①李… Ⅱ.①李… ②郭… Ⅲ.①中医典籍—中国—清代 Ⅳ.①R2-52

中国版本图书馆CIP数据核字(2022)第112340号

李冠仙传世名著
LIGUANXIAN CHUANSHI MINGZHU
策划编辑:曹　阳
责任编辑:梁　旭
责任印制:兰　毅

出　版:天津出版传媒集团
天津科学技术出版社
地　址:天津市西康路35号
邮　编:300051
电　话:(022)23332392(发行科)23332377(编辑部)
网　址:www.tjkjcbs.com.cn
发　行:新华书店经销
印　刷:河北环京美印刷有限公司

开本 710 × 1000　1/16　印张12.25　字数148 000
2023年1月第1版第1次印刷
定价:98.00元

中华名医传世经典名著大系专家组

中医策划： 黄樵伊　党　锋

学术指导： 罗　愚　代红雨　李翊森　陈昱豪　严冬松

整理小组： 张汉卿　赖思诚　蔡承翰　朱吕群　林亚静　李　怡　徐　蕴　许颂桦
施玟伶　邱德桓　林慧华　郑水平　付大清　王　永　邬宏嘉　杨燕妮
丁　舟　孔庆斌　钱平芬　黄琬婷　吴思沂　李秀珠　姜乃丹　瞿力薇
来晓云　郭　铭　王杰茜　杨竹青　宋美丹　张　云　郭晋良　周　洁
杨守亲　刘　港　聂艳霞　杨洁浩　郑月英　崔盈盈　吕美娟　张引岗
周湘明　李素霞　吴彦颉　马建华　王耀彬　李　娟　张　涛

总目录

知医必辨

自 序

余虽稍知医道，实儒生也。儒者佩圣门之训，一言必慎，敢好辨哉！虽然，医不至于杀人，不辨可也；医杀人而予不知，不辨可也；杀人在一时，而不至流毒后世，即不辨犹可也。奈今之医者，并不知医，惟知求利，草菅人命，恬不为怪；即或稍有涉猎，而偏之为害，更甚他医。殊不知自昔医书，惟汉仲景《伤寒论》，审证施治，无偏无倚，为医之圣。后世自晋叔和以下，无不有偏。迨至金元间，刘、张、朱、李，称为四大家，医道愈彰，而其偏愈甚。河间主用凉，丹溪主养阴，东垣主温补，洁古为东垣之师，想因道传高第，未另立书。下此前明王、薛、张、冯，亦称为四大家，大率师东垣之论，偏于温补，而张景岳则尤其偏焉者也。其实《新方八阵》何尝尽用温补，而其立说则必以温补为归。后人不辨，未免为其所误耳！果医者细心参酌，遇热症则用河间，遇阴亏则用丹溪，遇脾虚则用东垣，遇虚寒则用景岳，何书不可读？何至咎景岳之误人哉！无如今之医者，皆知有《景岳全书》，而未究全书，止得其一、二温补方，遂奉为家传秘法，以致戕人性命，甚且自戕。其后起者，因而不改。余家后人，设不知明辨，安知不亦害人而自害哉！至于吴又可《温疫论》，本不成书，稍有知识，何至受害？无如竟有无知者，以为独得之奇，杀人无数；且更传徒，互相标榜，其害更甚。于偏主景岳者，《内经》垂训：无实实，无虚虚，无遗人祸殃。此其祸殃为何如？若不急急明辨之，于圣门慎言之训则得矣，而何以遂吾济世之初心，且何以正吾后人之学术哉？然则，予岂好辨哉，予不得已也！时

道光二十八年春三月如眉老人自序于含饴堂

再自序

有友来予斋，见《知医必辨》，遍阅之，而以为明白晓畅，有益于人，力劝其再增十数篇，可以付梓传世。予曰：医不通，而抄袭成文，妄灾梨枣，沽名钓誉恶习，最为可恶，予岂为之？今予所作，不过为教训后人，而设意求清醒，明白若话，使子若孙一览而知而已！若以付梓，则文多鄙俚，贻笑方家。此不可者一也。论中语多伤时，庸工所忌。设使若辈见予论，而幡然改悔，则不独有济于世，而先有益于医；无如今之人，刚愎者多，虚心者少，徒增怨毒而已！此不可者二也。且既付梓，难免流传他方，他方之医，未必尽善，而其习气未必如吾乡，见吾书者，或以为异，谓吾处并无如此戕人者，要此何用？或且菲薄润色，医理不通，予为此邦之人，亦复何光耶？此不可者三也。且今不通之辈，不讲医而讲术，呼朋引类，互相标榜，杀人而不动心。我生之初，所见老辈，并无此恶习也。此嘉言先生所谓生民之扼运，乃致医道中叠生鬼蜮耳！过此以往，或扼运已终，若辈将尽，后起者能真讲岐黄，不蹈恶习，吾书又安所用之？此不可者四也。友曰：听子之言，反复辨论，皆有至理，竟以不付梓为是，然子之好辨殊难辞也。予笑应之曰：予岂好辨哉，予不得已也！

道光二十九年岁次己酉春正月再序于含饴堂之秋水轩时年七十有八

目 录

合论诸书之得失以示初学之从违（四条）

《内经》，即古三坟之书也。书之古，无有古于《内经》者。或疑有后人粉饰，未尝无因。盖古书不独无今之刻本，且无笔无纸，不过韦编竹简刻划而成，其成书甚难，其传书必不多。列国时，惟楚左史倚相得而读之，聪明颖悟，岂无他人？奈书不易得，故读者甚少也。其时秦多良医，如和如缓，岂有未读《灵》《素》者？则秦必有之，始皇焚书，而不焚医书，故《内经》尚存，惟是代远年湮，必多残缺。韦编之绝，圣人之学《易》且然，而谓《内经》之竹简，能久而完全乎？秦之后，楚汉分争，谁复能修理《内经》者？迨文景之世，汉已治平，大儒辈出，必取《内经》修明之。今阅全书，颇有汉文气味，必非歧黄之原文。然如《素问》所言五运六气，宏深奥妙，《灵枢》所言经络穴道，缕析条分，实秘籍之灵文，非神灵其孰能知之？今学医者，不必读尽全书，如歧黄问答，尽可删去，只取其切要之句，牢牢记之，临症引经施治，自然有靠。吾故曰：讱庵之《类纂》、士材之《知要》，足以致用也。

仲景先师作《伤寒论》，时在后汉，已有蒙恬之笔、蔡侯之纸，无庸刻竹，成书较易。然其时蔡纸不多，尚有缣帛，三都赋成，洛阳纸贵，虽汉阳太守，成书一部，已属非易。不同今日之刻本，但得一部，即化为千百部而无难也。故其书十六卷，至晋时已亡其《卒病》六卷，至今莫之能见。然即观十卷中之一百十三方，攻补寒热，无所不备，已应用不穷。后世方书，盈千累万，不能出其范围。学者能于仲景之方，精心探索，自然左右逢源，其他医书可看不可看也。多集方书，始于唐王焘《外台秘要》。其方往往不合时宜，如茯苓饮一方，可以古今通用者甚少，故曰可看不可看也。

医书之不能无疑者，莫如扁鹊之《难经》。扁鹊，渤海郡人也，姓秦氏，字越人，所居地为卢，故又曰卢医。《史记》称其遇长桑君，授以禁方，饮上池水，视病尽见五脏症结，特以诊脉为名。在晋视赵简子，在虢视虢太子，在齐视桓侯，皆一望而知。在赵贵妇人为带下医，在周爱老人为耳目痹医，在秦爱小儿为小儿医。传记甚详，并未言有《难经》传世。至仲景先师作《伤寒论》，惟本《内经》，亦未尝用《难经》。谓为扁鹊之书，殊可疑也。且有可疑者，病机千变万化，而《难经》止八十一难，何能包括？且其一难至二十一难，皆言脉；二十二难至二十九难，论经络流注、奇经之行及病之吉凶；三十难至四十三难，言荣卫三焦脏腑肠胃；四十四、五难，言七冲门；四十六、七难，言老幼寤寐、气血盛衰，言人面耐寒见阴阳之走会；四十八难至六十一难，言脉候病态，伤寒杂病之别，继以望闻问切而能事毕矣；六十二难至八十一难，皆言脏腑荣腧用针补泻之法。然则其有益于方脉者，止六十一难耳，何足以尽病情乎？且其论大率本乎《内经》，既有《内经》之详，何取《难经》之略？其中亦有与《内经》不合者，人将从《内经》乎？抑从《难经》乎？更可疑者，四十四难论七冲门，会厌为吸门，胃为贲门，太仓下口为幽门，大小肠会为阑门，下极为魄门，而先之以唇为飞门，齿为户门，此二门有何意味？似乎凑数而已！三十五难以小肠为赤肠，大肠为白肠，胆为青肠，胃为黄肠，膀胱为黑肠，以五色为五肠，有非肠而以为肠者，似乎新奇，而实无用。扁鹊神医，似不应有此凑数之文与无用之论。考汉晋六朝以前，无称越人著《难经》者，至《隋唐书·经籍·艺文志》，始有《难经》，其真扁鹊之书耶？抑后人之假托耶？好在其书无几，一览无余。学者究以

《内经》为主，《难经》则参看而节取之，亦无不可也。

学医之道，神圣之书，不可不读，后世之书，不必多看。唐许嗣宗医理甚精，而不肯著书，谓医者意也，可意会而不可言传。其好著书者，虽有切当，不过窃神圣之经而敷衍之；其别出心裁者，往往有偏僻之弊。如王叔和《脉经》，自以为仲景之徒矣，而后人之批驳者不少。至今人所推尊者，以金元间刘、张、朱、李为四大家。以刘为首，其《原病式》果有发挥，不可不看，然偏于用凉，不能辞也。张氏无书。朱则偏于养阴。李则偏于温补。东垣《脾胃论》，实有至理。其补中益气汤，实开千古不传之秘，应用无穷。惟其论病，无论何症，皆附会为脾胃之故，人之五脏六腑，岂无自病其经者？且尽如其论，丹溪养阴之书可废，乃今人之阴亏者十有六七，补土克水，岂尽健脾所能治耶？且脾胃亦当有分，脾为阴土，宜于香燥，胃为阳土，宜于清通，其性不同，治当有别，浑而言之，殊欠明晰。然则四大家之书，尚难尽信，何况下此者乎！四大家书，惟河间鲜有传其道者，殆用凉太过，难于获效乎！刘完素医道虽高，未免有术，如自称尝梦二道士，饮似仙酒，醒时犹有酒味，从此医理精通。此不过欲仿扁鹊遇长桑君故事，自炫以动人耳目。不然完素自病伤寒，八日不食，不能自治，反需张洁古救之，何仙传能救人而不能自救耶？足见行道而兼行术矣。洁古作药注，草稿始立，未及成书，言论往往见于《难经》，而其道则东垣传之。丹溪则有高弟戴元礼克传其道，明太祖服其药。称为仁义人也。其道不用新奇，病无不治，足见师传之有法。惟后人假其名，而著《证治要诀》，其书太简亦太浅，若辈只知假名获利，而不知反为名家之累也。东垣传徒甚多，王海藏、罗谦甫其尤著者也。厥后薛立斋独宗之。薛氏著书最多，如《十六种》，如《薛氏医案》，大旨以温补脾胃为主。张景岳最重薛氏，其偏于温补所自来也。吾尝阅《薛氏医案》，其书不止盈尺，其症几于千万，一男子，一妇人，一小儿，一页可纪数症，言之不详，徒令阅者繁多难记。此真薛氏所诊者耶？抑薛氏悬拟者耶？

自予见喻西昌《寓意草》，乃叹此真足称为医案，其议论详明透彻，真足益人神智。虽王肯堂《证治准绳》，论颇持正，医案不少，亦不能希冀喻氏。此予所以拜服西昌，而其他医案置之不论也。若夫《冯氏锦囊》，乃三折肱于医道者，其书平正通达，先幼科，后方脉，且有至理，妇科、外科，无所不备，即痘科亦讲求精切，非今之幼科徒知用大黄凉药者，所能望见。予尝救痘症数人，得力于《锦囊》也。喻氏而外，冯氏最善，其书不可不看。

他如士材之书《医宗必读》，虽名不及四大家，而其书颇有益于医道，亦不可不看。再如《东医宝鉴》，虽外夷之书，而内景、外形，本乎《内经》，足备参考。其症治分门别类，甚属详明。如邪祟一门，有中国所不及载者。方虽繁杂，听人择取，适可临症备查，亦不可不看。总之，医书汗牛充栋，何能尽阅？即吾家医书不少，初学亦难尽阅。然果能于吾诸论所引之书，遍观而尽识，已胜于时下之空空，可以出而济世矣。

至书有徒美其名而不足济者，如生生子《赤水元珠》，似多元妙，其实人云亦云，平平无奇。其书盈尺，等于《锦囊》，以工夫看此，不如看冯氏矣。如《石室秘录》，冒陈眉公之名，假托乱方，黄帝、岐伯、雷公、扁鹊、仲景、华佗，纷来踏至，日日到坛，有是理乎？其方皆袭成方，而重其分量，一方用之数斤，以为奇异，以为仙方，有是理乎？虽其治法间有可取，而其方何可用乎？孟子曰：尽信书，则不如无书。此之谓矣。

是故予所立论，何能明医道之十一，但前人往往有欺人者，予一生不受人欺，不得不明辨之，以示我后人，故特立篇名曰《知医必辨》。

论读医书之难

甚哉！读书之难，无过于医书矣。我辈学文，必先读书，所读不外于十三经。其书皆圣贤删定，无敢改易，即后贤注释，间有不同，不至过于差谬，况有钦定十三经注疏，果能诵习，即是通人，虽外有诸子，不过以供博雅，不能惑乱所宗主也。乃若医者，自神农时先师祖僦贷季造《上经》，今仅存七十字，喻西昌虽注释之，已不足用矣，自当以轩岐《内经》为宗主。其书精深奥妙，非圣贤不能创作，后学本难领会。唐王太仆，讳冰，号启元子，始有撰注，加以宋高保衡、林亿辈补注。学者从此究心，临症时引经断症，可以无误。乃自成无已另为注释，从此注《内经》者又增十数家，勉强增易，其意不过攀龙附骥，借此传名，其实未必善于王注，徒令后学无所适从。

至后汉张仲景先师，天生医中圣人。其《伤寒论》三百九十七法，一百一十三方，实为医方之祖。后世医方，不可以数计，而总不能出其范围。惟其书文义古奥，不易明通，必有资于注释。乃自成无已注释后，接踵者几至百家，议见多歧，有如聚讼，徒乱人意。予读至喻氏《尚论篇》，以为明白晓畅矣。乃见柯氏三书，彼又以喻氏为歧说，意在菲薄前人，则后来居上。其实柯氏实不及喻氏，即其书不以六经名篇，而以症名篇，自觉得仲景心法，然乎否乎？

予以为《内经》竟以王注为主。我辈诊病，非同考据。每诊一症，但有经文一二句可靠，即可无讹，惟在《内经》要语能熟记耳！近如李士材《内经知要》、汪讱庵《灵素类纂》，果能熟读，尽彀诊病。如看注疏，近有薛一瓢《医经原旨》，以王注为主，间有采择各家，兼有案说，可谓尽善。至《伤寒论》究以喻嘉言《尚论篇》为善，其书深入显出，非天人交尽者不能。必要参看各家，则有本朝《医宗金鉴》，以成注为主，而各家可取者，无不备载。果能考核，即是通医，亦不必泛求注疏也。我辈作文，责简炼以为揣摩，学医亦如之。安见难读者，不几于易读哉？

论诊病须知四诊

诊病之法，无过于望、闻、问、切，所谓四诊也。此四字无人不知，果得其法，病无不治。而医多差误者，口能言之，而心不能得，手不能应也。其中奥妙，本难尽言，然初学诊病，果能得其大略，临症留心，久之纯熟，自然触手成春。

第一曰望。望者，望其色也。凡人五官，应乎五脏：目为肝窍，鼻为肺窍，耳为肾窍，口为脾窍，心开窍于舌，又心寄窍于耳。病在何官，即可知其在何脏矣。又五色配乎五脏：白属肺，赤属心，黑属肾，青属肝，黄属脾。面现于色，又可推及五脏矣。面部多属阳明，左颧属肝，右颧属肺。色有不当现而现者，可推而知脏腑之受克于何脏矣。凡此变化，言不能穷，而总以五行之生克推之，自然有得。昔扁鹊见齐侯，一望而知其病在腠理；又五日，而知其病在血脉；又五日，而知其病在肠胃；又五日，而知其病皆在髓。望之时义大矣哉！今人虽不敢希古神医，而气色之现于面者，未尝不可望而知也。至望其舌，尤属紧要。盖病在脏腑，医非卢扁，何能视见？而有可见者，除二便外，则舌为要。舌之可推测者最多。《伤寒舌鉴》三十六舌，不可不晓。《张氏医通》加至一百二十舌，其绘图大半以苔之裂纹为辨，以为精详，实多造作，徒乱人意耳！予以为看舌之道，先看其有苔无苔。舌赤无苔，阴亏已极；两旁有苔，中心无苔，有似红沟，亦属阴亏。薄薄苔痕，平人之舌。若苔厚则胃有停滞，白则夹寒，黄则夹热，板则邪滞未化，腐则邪滞渐化。苔如米粉，邪滞甚重，在时邪门，虽白而干，可以用下。然又必观其堆积之松紧，紧则为实；松又为虚，有用补而退者。舌苔焦色，属热所致。苔之全黑，火极似水，非下不可。然必审其燥与润，燥生芒刺，热重无疑；若黑而润，绝不烦渴，反属火不归原，急宜桂、附回阳，稍进寒凉，则必殒命。此看舌之重在苔也。至于舌乃心之苗，脾脉连舌本，肾脉夹舌本，肝脉绕舌本。舌本红，属阴虚内热；舌尖红，属心火；舌本红肿或破碎疼痛，属心脾积热；舌强，属痰热；舌卷，属肝气欲绝；舌不能言，属肾气不至。此类由脏而发者居多，全在乎望之详审，则望舌不诚要哉？

第二曰闻。诊病可闻而知者较少，然不可不辨也。外感声多壮厉，内伤声多怯弱。闻呼吸而辨其调否？闻鼻息而辨其利否？床帐内有病气，知其邪之深；床帐内无病气，知其邪之浅。语言舛错，恐其邪之伏；语言清白，恐仅内之伤。哼声不止，恐疼痛之难禁；怠惰懒言，恐形神之交惫。此皆闻之不可忽者也。

第三曰问，尤不可不细。问其寒热与否？问其有汗与否？问其头疼、身痛与否？问其大解闭否？问其大便之或燥或稀或溏，并问解出之热否臭否；问其小溲之利否、多否少否？问其溲色之或白或黄或赤，并问溲出之热否否、清否浊否？问其夜尚能寐否？问其饮下之甘否？饥否吐否？问其胸胃之闷否？问其腹之痛否？痛而拒按属实，轻则消导，重则攻下；虽痛喜按属虚，或宜温通，甚宜温补。问其口中干渴否？渴欲饮否？饮欲热否？饮欲冷否？邪热作渴，必然欲饮；阴虚内热，渴不欲饮。问其有汗与否？汗出退热否？邪从汗解，得汗热退，或退不净，再汗即净；阴虚发热，虽汗不解，屡发其汗，而热转甚。此非问不得而知也。而更有不得不问者，问其人向有旧疾否？或向有肝气，或向有血症？发散之药性属辛温，太过则肝气因之而发，消导之药性多香燥，太过则吐红便血之恙因之而发；外感未去，内伤加增，医者何以处此？况病情甚多，凡有旧疾，必先细细问明，用药兼顾，早为监制。问而知之谓之工，不诚然乎！

若夫第四曰切，尤四诊中之最要者。学者须将二十七脉细细推敲，《濒湖脉诀》熟熟记诵，诸名家论症必论脉，多多考验。临症时心平气静，先以中指按定关脉，掌后高骨谓关也；乃齐下前、后二指，是为三部脉，前指按关前寸部也，后指按关后尺部也。先浮按，次中按，次重按，每部各浮、中、沉三诊，合为九候。毋庸以二十七脉来寻病脉，而病人自然现出何脉。大抵浮、沉、迟、数，其象易明；洪、微、弦、滑，亦尚可晓；其余脉象，初学不易推求，然久熟贯串，自能领会。虽仲景先师，谓心中了了，指下难明，正要人细心领会耳！不然脉之不知，何能诊病耶？至于何脉主何病，有独见者，有兼见者，有三四见者。如伤寒脉必浮而兼紧，伤风脉必浮而兼缓，风寒化热脉必浮而兼数，由热生痰脉必数而兼滑。又如肝病脉必弦，有热必兼数，犯胃生痰必弦数而兼滑。凡病可从此类推。至于独大、独小、独数、独弦，更可以寻病之所在。或脉本六阳，阴必先亏；或脉本六阴，阳先不足:用药另有斟酌。病虽变幻无穷，总不外乎五脏六腑，三部九候果能无差，自能按经施治。予论虽言大略，而学者从此入门，加以工夫考校，何患医道之不明哉？

论《景岳全书》

张景岳先生，博览岐黄，定为《全书》，分门别类，可谓周详，文笔亦极畅达，可谓医中之通人，非吴又可辈浅率粗疏，所能望见于万一也。惜乎偏于温补，往往误人。夫天以阴阳化生万物，《内经》亦云“阴平阳秘，精神乃治”，阴阳之不可偏废也明矣。乃其书专重补阳，至引陶弘景说“阳气一分不尽不死”为说。不知此乃陶君学仙之说，非谓医也。其下联云：阴气一分不尽不仙。然则人尽可阴气全无耶？夫阴生阳，阳生阴；孤阴不生，独阳不长:理之常也。彼异端邪说，何可用以济世？且宏景之论果信，彼山中修炼，想应重浊之阴尽去，清轻之阳独全，必能飞升仙去，何以《梁书》纪其卒时不过八十一岁？今人并不修炼，而寿过陶君者甚多。其说尚足信耶？而景岳且欲宗其说以寿世，用药必偏于温，岂不惑欤？

尤可异者，景岳称阳药为君子，阴药为小人。夫神农尝百草，上、中、下三品约三百味，其中阴药多于阳药，神农岂重小人者耶？且其《新方八阵》，亦颇用阴药。如五阴煎，无一非以阴药为君；其他方，归、地尤所常用。岂景岳亦爱用小人耶？至论吐血一症，专主薛氏，以为吃童便百无一死，吃凉药百无一生。夫当火性上炎，吐血鲜红涌出不止，此时犹执引火归原之说，以桂、附投之，岂不火上浇油耶？予曾见南门王姓者，得吐血症，某医用景岳治法，遂狂吐不止，直至血尽而亡。又见有张氏子得吐血症，某医仍用景岳法，仅服一剂，大吐不止。予见尚可救急，以犀角地黄大剂投之，连服四剂而愈，今已二十年，并未复发。吃凉药者百无一生，信乎否乎？在景岳高手，即或有误，必能自救其偏。而今人如执其说，其不至于杀人者鲜矣！

至景岳尚论前人，专驳河间、丹溪。夫河间《原病式》专主用寒，实未免于偏；丹溪谓一水能胜二火，专主养阴，不善学者，亦未免偏胜之弊:景岳议之可也。然不自知其偏于温补，凡论一症，必归到温补，即实系阴虚发热、脉数等症，又以为假热假数，或又抱定甘温能退大热，谓语出东垣，庆幸。必然无误，多方曲诱，必要人学其温补而后已。此其偏之为害，不更甚于刘、朱二公耶？

尝见我辈中有宗景岳者，得其参附理阴煎一方，以为阴阳互用、气血双补，又有可加麻、桂之论，虽外感可以攻补并用，于是奉为秘方。适赴金河考试，曾以此治好一人，于是相传某氏出一名医，而其人亦遂业医悬壶，凡遇疑难症，每投是方，不意渐多不效，甚且遗人祸殃，乃改用果子药，有责以不用重剂者，则仍以参附理阴应之，而终无金河之效矣。然其僻性，终身不改，后其家有病时邪者，以此投之，发黄而死。景岳之误人，岂不甚哉！虽然此非景岳之误人，亦其人之不善学而自误耳！参附理阴煎实系名方，用之得当，实有大效，予治李耀西子，用至十余剂，几于起死回生，仿《寓意草》有案可证。

药不执方，相宜而用。温凉攻补，用之得当，无非救人；用之不当，无非杀人。景岳专于温补，似乎人能学之，医无余蕴矣，此则《景岳全书》之过。吾家向有此书，予知其善而惜其偏，曾遍阅而驳正之，惜夷乱失落。后人有学医者，此书不可不读，特为买补。但知医而不知有《景岳全书》不可，知景岳而不知偏于温补之害不可。予老矣！不能复为驳正。读景岳者，先观此论，后阅《全书》，将知其善而不受其害，于医道其庶几乎！

或问假热之症，亦实有之。常见有外现发热，医者专于清热，屡用寒凉，而热不退，反致口味不甘，饮食减少；或用温和之品，升扶胃气，而饮食加增，外热自退。此岂非假热之症，而宜于温补乎？是景岳之论，诚不谬也。予应之曰：是诚然矣。但亦有外现恶寒，而内实有热者；有外寒愈甚，而内热愈重者；有愈服热药而外寒愈甚者。所谓同气相求之症，予屡见之，而景岳未议及此，殆欲自成一家，偏于温补耳！如道光二十三年，正月天寒，李楚生兄得恶寒症，周身凛凛。某医屡投温散，兼加辛热，而其寒愈甚，且汤饮不下。予诊其脉不浮而急数异常，知其热郁胸胃，投以犀角地黄，一服而寒止，再服而身温进食。此岂非假寒，非凉药不能透解乎？设使景岳于热辨其假，于寒亦辨其假，双管齐下，使后人知寒热皆当明辨，庶学者不至不偏。乃第言假热而不言假寒，岂非偏于温补乎？

且尤有令人闷闷者，如吐酸一症，刘河间以为属热，景岳以为属寒。河间曰：酸者木之味也，由火盛制金，金不能平木，则肝木自甚，故为酸也。如饮食热则易于酸矣，或以吐酸为寒者误也。而景岳则本东垣之说，以为吐酸者收气也，西方肺金旺也，寒水乃金之子，子能令母实，故用大咸热之剂泻其子，以辛热为之佐，而泻肺之实，病机作热攻之误矣。河间谓如饮食热则易酸，夏令暑热，饮食易酸，其明证也。景岳则谓食在釜中，能化而不能酸者，火力强而速化无留也，若起置器中，必久而后酸，此停积而酸，非因热而酸也。二名家之论，如水火之不同，学者将何所适从乎？不知吐酸一症，有属热者，有属寒者。或乍感风寒，立即作酸作吐，此化热不及，得不谓之寒乎？或并未受寒，而肝火犯胃，因而吐酸，得不谓之热乎？大约此症出于胃，则属寒有之；由肝犯胃，则属热有之。且果属寒，脉必沉滞；果属热，脉必弦数。乃二名家不分肝胃，不论脉象，惟主热者执见无寒，主寒者执见无热，殊不可解。予诊病四十余年，所见吐酸之症，不可胜数，大约属寒少而属热多，而妇人则尤多属热，盖十妇九肝气也。书曰：曲直作酸。《素问》云：诸呕吐酸，皆属于热。河间论非无本，而景岳必反复辨论以驳之，毋乃欲成其温补家数，而非中庸之道也乎！

或问景岳既过于偏，其书竟可废乎？予曰：是何言也！景岳于医道，实三折肱者，故能集为《全书》，论虽时偏温补，而《全书》并不以温补为专主。试观《新方八阵》，其所用寒凉甚多，如玉女煎、知柏八味，皆新方也，今人用之，亦垂不朽。至其温补之方，亦实有效，如六味回阳饮、参附理阴煎，用之得当，真有起死回生之功。且其聪明过人，如变理中汤为理阴煎、补中益气为补阴益气，皆有神悟，后学果玩索而有得焉，未尝不可大获其益。无如庸工，并未遍睹《全书》，不能参观互用，惟得其一、二温补方，遂奉为家珍，妄行施治，致令受其害者，归咎于温补之为害，而《景岳全书》似不可看也，岂不冤哉！总之，医书甚多，除《内经》《伤寒论》可谓无弊，此外鲜有不偏，全在善看，如景岳之偏，尚未及张子和之十一。

子和字戴人，其书曰《儒门事亲》，偏于用凉，尤偏于忌补，专以汗、吐、下三法治病，无论外感、内伤，皆恃三法。其于大毒之药，如黑白牵牛、芫花、大戟、甘遂、常山之类，皆视为泛常，且多刊医案，载其成效，使人相信。殊不思经云：大毒治病，十去其六；常毒治病，十去其七；小毒治病，十去其八；无毒治病，十去其九。歧黄用药之慎如此，何戴人鲁莽无忌耶？设以其书与景岳并看，几有天渊之隔。学者将何所适从？平心而论，《景岳全书》断不可废，《儒门事亲》除玉烛散一方可存，余则竟废之可也。或问张子和似亦名医，何其书偏僻太甚？盖子和元人也，元起于极北，北方风气刚劲，人之体质壮实异常。试观宋当日者，燕云六州为辽所据，在宋之北，而宋人畏辽；金起于辽之北，而辽又畏金；元起于金之北，而金又畏元；卒之元灭金灭宋，如拉枯摧朽。其人所食皆牛羊肉，所饮皆牛羊乳，强壮非凡，有病类多热症实症。子和生当其时，鲜有虚寒之症，故用药以补为戒，惟取寒凉攻伐，想多获效，故其书亦传。迨至前明，非复元人气候，体质变更，而庸庸者狃于故习，仍守戴人之法，焉有不害人者？故王、薛、张、冯皆主温补，景岳又重温补者，亦补偏救弊之意也。但久之又久，或又狃于景岳之说，则未免有弊耳！总之，戴人之书，今竟无用，而景岳之宜酌用。四方风气不同，南北之分尤甚，今北人服药，大黄用至一、二两而无妨，南人则五、七钱而难受。或生于南方而常居北方，所食者面饭，所用者煤火，病果当下，少用大黄而竟不灵；或生于北方而常居南方，饮食一切与北迥异，病即当下，过用大黄而亦不受。惟医者细心审问，庶几无误。若夫禹功散、浚川散、琥珀散等方，以牵牛、甘遂、芫花、大戟等药，随手妄用，则断乎不可也！

论金匮肾气汤

景岳参附理阴煎，实系良方，用之得当，每见大效，误用则伤人，予既已详辨之矣。更有金匮肾气汤，为仲景先师之良方，用六味地黄加车前、牛膝、肉桂、附子，治水蛊最效，治肾气上冲，亦甚有效。

乃有某医者，素习叶氏《临症指南》。叶氏初学幼科，后学方脉，与薛一瓢同时，而其道不及，惟其人灵机活泼，治病颇有聪明，但究非儒医，所传医案平常，虚字亦多不顺，迥非喻嘉言《寓意草》可比。乃某医奉为家传，治病往往仿之，偶闻王九峰先生治李姓气冲于上，用金匮肾气汤一药而愈，以为得有秘法，每遇气逆上冲治之不愈，即投以肾气汤，往往一药而死。后李姓有妇人吐血，气逆不下，伊连用肾气汤七剂，致狂吐不止，血尽而亡。又有刘颂芬之夫人气逆不下，伊久治无效，亦用肾气汤一服而亡。此何以故？盖方名肾气汤，并非肝气汤。肾为至阴之脏，阴不潜阳，虚阳上冲，故用桂、附引火归原，用六味纳气归肾，自有奇效。至某医所治者，皆肝气也。肝为阴中之阳脏，气至上中不下，其火必甚，非滋水养肝以平之不可，而反投以桂、附，火上添油，有不伤人性命者哉？嗟乎！以圣医之方，亦为害人之方，皆由于古方立名之义未之能辨耳！予非敢揭人之短，惟一方之误，关人性命，不得不明辨之，以示我后人凡用先师之方，不可不顾名思义也。

论倪涵初先生疟痢三方

（附录：王子圣大归芍汤、张洁古芍药汤，附论噤口痢）

涵初生疟、痢三方，真有阅历，煞具苦心，足以活人济世，非吴又可粗率成书之比也。时气之病，疟、痢最多，夏秋之间，患者尤众。二者之病，以疟为轻，然必治之得法，如不合法，亦颇伤人。盖疟论《内经》最详，然其时专用针法，不论药饵，并无医方。后世医方之多，无有过于疟门者。如《外台秘要》集魏晋以来诸方，不啻百首，内称《千金方》《肘后方》，似乎择取最精，几于仙传之意。其他崔氏、深师所谓名方者，不可枚举。大率皆云：其效如神。然其方多以常山为君，竟鲜有不用常山者。今人之体，安能当此常山之吐耶？故方虽多而不适用也。至《景岳全书》，则又以补为主，意在补正祛邪。无如补反助邪，而邪更难去。吾乡有某医，固守其书，见人病疟，至有不吃补药不诊之说，于是经其治而死者不少。某医后自病疟，亦服补药，以致邪不出而死。夫景岳虽偏于补，其方不尽补方，乃不善看书者，遂至害人自害，如此岂不冤哉！再如叶氏《临症指南》，治疟之方不下数百，而不用一分柴胡。夫柴胡为少阳经发散之品，舍此并无二味，疟发少阳，岂能不一用柴胡？果疟偏于热重者，可用叶氏青蒿、鳖甲、桑叶、丹皮、知母、花粉，加减酌用；若寒重者，断无不用柴胡。乃叶氏因毁薛氏有疟疾不可用柴胡一语，以后治疟竟不复用。至今吴人患疟，皆不用柴胡，以致缠绵难愈，有数月不起者。然则《指南》之方，又乌足用哉！

惟涵初先生治疟三方，既不用补，亦不克削，其药平平无奇，而用之自有神效，真为治疟之宗主也。其三方之中，二方最妙。其一方虽善，但疟症有寒有热，其寒未必不由太阳、阳明而来，邪从汗解，必从阳明、太阳而去。太阳为头门，阳明为二门，少阳为三门，柴胡开少阳之门，而太阳、阳明之门不开，则汗不易透，而邪不得解。予往往用其初方，必加羌、防、葛、芷，先开太阳、阳明，一二剂后，始用柴胡，而去羌、防、葛、芷，口渴仍用葛根，而汗无不透，邪自渐轻。威灵仙初亦不用，其药截疟甚灵，而屡用反觉不灵，竟留待二方中用之，往往一服即止。至二方予亦不骤用，必疟势已衰，照方制药，分毫不加减，煎成露一宿，大早空心服之，疟竟鲜有不止者。此予佩服先生之方，而用之别有心得，我后人牢牢记之，虽初学亦能治疟矣。

至治痢三方，则初方最善，其分两亦不可加减。其微理妙论，一曰忌温补，二曰忌大下，三曰忌发汗，四曰忌分利，皆精切无疑，而温补之忌，尤不可忽。予近见治疟死者尚少，而治痢死者独多。询其致死之由，大抵由于温补也。吾乡有大富户，得血痢症，其为热症无疑，此三黄汤或加生地黄汤症。乃医者泥于景岳专事温补，其家人参甚多，于是人参、附子屡进不休，不过九日，直至肠胃腐烂，所下如烂鱼肠而死。温补之害为何如，能不以为大忌哉！

设使佩服涵初之训，何至放肆如此？予四十余年以来，治痢甚多，亦无死症，未尝不得力于涵初之论也。先生方论不多，而精妙绝伦，学者其用心玩索，毋负前贤之暗度金针哉！

涵初治疟第一方：

陈皮（一钱）、半夏（一钱）、白茯苓（一钱）、
威灵仙（一钱）、柴胡（八分）、苍术（八分）、
黄芩（八分）、厚朴（八分）、青皮（六分）、
槟榔（六分）、甘草（三分）。

第二方：

生首乌（三钱）、陈皮（八分）、柴胡（八分）、
白茯苓（八分）、炒白术（二钱）、黄芩（八分）、
归身（一钱）、威灵仙（一钱）、鳖上甲（二钱，醋炙炒）、
知母（二钱）、甘草（三分）。
加生姜三片，河井水各一碗，煎至八分，加无灰酒五分，
再煎数滚，夜露一宿，于疟期清早空心服。

第三方：

人参（一钱）、黄芪（蜜炙一钱二分）、
归身（一钱二分）、白术（一钱）、陈皮（八分）、
柴胡（八分）、升麻（四分）、甘草（三分），
或加：何首乌（二钱）、炒知母（一钱），
又加：青蒿子（八分）、麦芽（一钱）。

涵初治痢第一方：（第二、三方不录）

生黄连（一钱二分）、生黄芩（一钱二分）、

白芍（一钱二分）、山楂肉（一钱二分）、

枳壳（八分）、川朴（八分）、槟榔（八分）、

青皮（八分）、归身（五分）、甘草（五分）、

地榆（五分）、红花（三分）、桃仁（一钱）、

木香（二分）。

如滞下之甚，加大黄二三钱。

涵初治痢之方，固甚妙矣，然亦尚有虚弱之体，而得痢症，腹痛里急后重，势不得不通因通用，不得不用大黄，而又恐其难受，将奈何？乃闻前辈王子圣者，治痢颇有名，不论虚实皆极效，刊有疟痢一书，但不甚行。予于金幕友书匣中见之，翻阅一过，其治疟总合司天岁会，用药未免拘执，故治疟不甚效。惟治痢有大归芍汤，其方虽虚人痢疾，无不一剂而通，二、三剂而愈。予知其方乃从洁古老人芍药汤变化而来，深合《内经》行血则便脓自愈，调气则后重自除之意。不独虚人可恃无恐，即不甚虚者，亦未尝不宜。故予治痢，或用涵初方，或用大归芍汤，颇获效验。今并录出，以听后人之取裁！

附录

王子圣大归芍汤

全当归（八钱）、生黄芩（一钱）、大白芍（八钱）、

川连（一钱）、山楂肉（三钱）、莱菔子（二钱）、

车前子（一钱半）、槟榔（八分）、生大黄（二三钱）、

厚朴（八分）、枳壳（八分）、甘草（五分）。

张洁古芍药汤

大白芍（一两）、黄连（五钱）、当归（五钱）、

黄芩（五钱）、大黄（三钱）、肉桂（二钱五分）、

甘草（二钱）、槟榔（二钱）、木香（一钱）。

上九味，㕮咀，每服用水二盏，煎至一盏，去渣，温服。如痢不减，渐加大黄，食后服。喻嘉言先生论治痢，恐阳陷于阴，用逆流挽舟之法，最重活人败毒散，于痢初起时用之。予仿其意，而恐羌、独过于表散，于大归芍汤中加柴胡一钱许以升少阳，葛根一钱许以升阳明，不致清阳下陷，获效颇易。并不犯涵初发汗之忌，而可收嘉言逆挽之功。但可加于归芍汤中，若加于涵初之方，嫌其不符合也。

附论噤口痢

痢疾经称肠澼，今称滞下，皆湿热蕴结所致。湿热干于气分则白，干于血分则红。治法主通，《内经》通因通用，为痢言之也。症虽日夜百行，通则自愈，不至于死。惟噤口痢实属危险，饱不煞的痢疾，奈何汤水不下乎？其故亦由湿热熏蒸，胃口壅塞不通，非通不生，而通胃口，颇难于通大肠。古方或用人参加石莲肉，或用败毒散加陈仓米，谓之仓廪汤，而多不效。夫湿热之毒壅塞胃口，乃药必用参，适以助邪，安望其通耶？大抵非苦寒之品，加以通胃降气之药不可。或云涵初之方，非苦寒为君耶？然则即服涵初方可矣。不知噤口痢连药亦不能下，如能下，不为噤口矣。大约初起，只好以些少药缓缓投之，以生川连为君，稍加通药一二味，或加制军少许，但得下咽不呕，即缓缓再进；药果能进，自可渐渐纳谷，然后以大剂通大肠之药进之，大肠得通，胃口自不壅塞。予尝治此症，用生黄连五分，新会皮五分，鲜竹茹三钱，煎清汁半钟，以铜

匙少少进之，略停一刻再进，半日始将半钟服尽，竟得不呕，居然胃渐开而热渐退，可进米饮，次日以涵初方加大黄三钱与服。其始便次不可数计，服药后约三四时辰，陡然大通，便次大减，腹痛亦大减。次日只解六次，再进原方，减大黄一钱，又再进原方，去大黄不用，而痢全止矣。因治噤口痢不易，特记此案，以见急症缓调之法，切勿急投大剂，致胃不能受，以为无药可救矣，不知所贵在服药得法耳！我后人不可轻视此法也。

论吴又可《温疫论》（四条）

吴又可以温作瘟，竟谓古书无瘟字。不知温病古人未尝无书，仲景先师现有温病上中下三篇，至刘河间《原病式》，大率皆言温病。其余论温症者，不可枚举，治温之方，亦不可枚举。所谓温者，大抵六淫之气，人感之而化为温热时邪是也。至论瘟疫，却无专门。吴又可当兵荒之际，瘟疫传染，欲另辟一书以济世，何不可有助于医，惜以温为瘟，字义不清，意在论瘟而说在于温。惟急下一说，合乎温症，其他论说，无非时邪之温病，混时邪于瘟疫，其贻害匪浅。时邪无时不有，瘟疫轻易不见。果系瘟疫，初病即有臭气触人；时邪初起则不然，必数日传至阳明腑症，或有气味，然亦只作腐气，不作尸气。瘟疫初发，即作尸气，轻则盈床，重则满室，诚非急下不可；若系时邪，或感风寒，或系暑湿，或系燥火，或由太阳而入，或由口鼻而入，仍当按经施治，岂可以下字蔽之乎？后戴麟郊《瘟疫明辨》，较胜于吴又可之论，惟重用下法。书中有二语云，伤寒下不厌迟，时邪下不厌早，则大有语病，若改为瘟疫下不厌早，则得矣。至又可达原饮一方，最属夹杂不清。若症属寒耶，何以用黄芩、知母？症属热耶，何以用草果、厚朴？其意固以为热也，行将下其热，何又助其热？芩、芍、知母之凉，恐难敌草果、厚朴之燥烈。若云非此不能达膜原，夫膜原近在阳明胃经，达之之药甚多，方欲急下其热，何必用此燥烈达之也？且从不闻草果、厚朴为达膜原之品也。吴又可一书，卑卑不足道，原可置之勿论，奈为其所误者，几于相习成风，害人而不知悔，非吴氏之流毒哉！予故不得不明辨而深斥之。

吴又可书二卷，中有正名一条，因其温疫二字，只用温字，不用瘟字，以为后人添设，只要称为疫而已。不知瘟疫二字，义本有辨。瘟属阳毒，疫属阴毒，不得概称热症也。道光五年，大行疫气，但服大热药则生，不及服则死，俗谓之麻脚瘟，其实寒症也，阴毒也。十二年大行瘟症，得病即壮热非常，神糊妄语，甚则发狂，稍服燥药，立见致命，服犀角地黄汤则愈，此瘟症也，阳毒也。此二年中《瘟疫论》之方，无所用之。吾故曰：又可之书，义理粗率，不求精详也。如云临症悉见温疫，伤寒百无一二，有是理乎？既以温疫为热症，以三承气汤为主治，何又先用达原饮耶？经云：冬伤于寒，春必病温。又云：冬不藏精，春必病温。内因、外因皆有温症，但可谓之温，不可谓之瘟，然则瘟疫之瘟，亦不得谓之温也。

或问时邪未尝无瘟症，如大头天行、虾蟆瘟等症，不亦谓瘟疫之类乎？然此等瘟症，究属时邪，非同兵荒之后，死亡相继，尸气化为厉气而行瘟也。其治法不离乎东垣先生普济消毒饮。设又可遇此，亦能和达原饮耶？亦能三承气汤下之耶？

或问时邪盛行之时，亦有逢人传染，似乎瘟疫者，究系六淫之气，而非兵荒之后，厉气所冲，见症即当用下者也。《景岳全书》亦有瘟疫一门，而施治之方，无异时邪。他书亦未尝无论瘟疫者，而亦治同时邪。若有高明，于伤寒外定为时邪一门，于时邪外定为时邪之瘟疫一门，于时邪之瘟疫外另定天地厉气所中真正瘟疫一门，如此分门别类，按症施治，自可无讹。惜古无是书，致吴氏混瘟疫于伤寒，谓所医之症，止见瘟疫，不见伤寒，殊不知伤寒与瘟疫，风马牛不相及，何可相提而并论也？

论时邪

今之医者，见人有外感，即曰上时邪，即断之曰此七天症，七日不解，则曰十四天症。不知外因之症有三：曰伤寒，曰时邪，其轻者则曰感冒。

惟伤寒必讲传经，《内经》有之：一日太阳，二日阳明，三日少阳，四日太阴，五日少阴，六日厥阴；至七传经尽，而太阳病衰，八日而阳明病衰，九日而少阳病衰，十日而太阴病衰，十一日而少阴病衰，十二日而厥阴病衰。治之各通其脏脉，病日衰已矣。此不过本七日来复之义，并无复传之说。复传之说，出成无己注释之谬，前人马元台早批驳之。盖厥阴至太阳有数经之隔，岂有遽出而传太阳之理？即七日传经，在《内经》亦明白示人，知在太阳，即在太阳治之，不必待传阳明也；知在阳明，即在阳明治之，不必待传少阳也；知在阳分，即在阳分治之，不必待传入阴分也。且所谓一日、二日者日字，亦不可呆讲，犹言一传、二传耳！盖人有虚实不同，有胃气素旺，太阳受邪，经二、三日而不传阳明者；有卫气本虚，始终太阳之邪不去者。岂可以呆法治之？凡此之论，乃论伤寒也，而江南无正伤寒，如仲景麻黄等汤，殊不合用。

大抵时邪居多。所谓时邪者，冬寒、春温、夏暑、秋凉，受之者曰时邪；又有冬宜寒而温，春宜温而寒，夏宜热而凉，秋宜凉而热，所谓非时之寒热，故直谓之时邪。其受寒凉，有由太阳而入者，必有头项痛、腰脊强等症；或传阳明，必有身热、目痛、鼻干、不得卧等症；或传少阳，必有胁痛，耳沉、口苦等症。此当按三阳治法，勿使传里，此所谓小伤寒也，但亦当小其治耳！其受温热者，大抵由口鼻而入，不走太阳，每由阳明而达膜原，失治则易侵心胞，有神烦、谵语之虑。治宜辛凉，凉药为主，辛药为佐。若夏令炎热太过，致烦热、无汗，此必用白虎汤，或天生白虎汤服之，即大汗而解。但必先审其大渴欲冷饮，乃真受热，否则亦不可妄投也。

若夫感冒，不过些微外感，小小疏散，或有停滞，稍加消导宣通，不难一药而愈。乃医者，亦曰此七天症候。初感未免兼有寒热，乃曰此作疟未正，多用柴胡，欲其成疟。不知柴胡为少阳经药，感冒初起，无在少阳经者。柴胡诛伐无过，感冒不转难去耶？更有见感冒即曰时邪者，治以《温疫论》之达原饮，不愈，即转用下法，以致害人而无悔，尤可叹也！

夫《温疫论》作于吴又可，伊乃明末人，其时兵荒相继，百姓流离，死于沟壑者不知几千万，其尸气化为厉气，流行于天壤之间，中其气者，延门逐户，无不受病，且传染无穷，古方虽间有温疫，而无以温疫成书者。吴又可窥破病由口鼻而入，邪在膜原，遂立达原饮，且宜急下，故方多用下法。其时治必有效，因特撰《温疫论》二卷，独开生面，未尝非医家之一助。然其书义理粗率，不求精详，果遇温疫之年，可用其法。今之时邪，并非温疫，何可妄用？若夫视时邪无异温疫，初诊即用达原饮，草果、厚朴屡进，以致燥热不堪，旋即以大黄下之，幸而生者，且以为功，不幸而死，则以为病本不治，其实有以致之也。以达原饮治时邪，不知出于何典，可怪哉！尤可诧者，或有重劳倦，未免寒热，而亦治同时邪，投以达原饮。夫劳倦发热不重，有汗不退，乃阴虚也，而误为时邪遏伏，妄用达原，致犯虚虚之戒，遗人祸殃。予亲友中被害不悟者有之，徒令予为之浩叹而已。吾家有习医者，务须博览群书，精求义理，勿贪一书之简易，孟浪施治也。大抵劳倦之寒热，似乎外感者甚多，然必有辨其热必不甚，且按之愈重，则热愈轻，寒亦若有若无，或轻或重，得暖便解，热时或有微汗，仍不退热，其手心之热必甚于手背，或兼头疼，或时疼时止，或重或轻，虽身体倦痛，精神疲困，而人事清白，无神糊谵语之象。此则调其气血，安心静养，自然痊可。更有劳倦伤阴，汗不退热，则以生地、当归辈养阴清热，热自退而病自愈。若误以外感治之，必犯虚虚之戒，再以时邪遏伏治之，妄用达原饮，鲜有不杀人者。

论初诊用药

初诊立方，宜小其制，不及可以补进，太过恐挽救为难也。如遇伤寒，似可以用麻黄汤，而姑用羌、防。江南无正伤寒，麻黄汤甚不合用。昔陶节庵制九味羌活汤，以代麻黄汤，煞有苦心。知人伤于寒则病热，于方中特少加生地、黄芩以预防之，真良法也。然予思初受寒邪，芩、地究虑其早，往往去芩、地，加当归、赤芍，兼加二陈以和畅阳明，使痰不生而邪无所踞，寒颇易解，而热亦不甚，似亦刍荛之一得。遇阴虚不能化汗者，当归用至八钱，一汗而解。曾医李青原著有成效。此等运用，学者宜知。至于伤风，亦不必骤用桂枝。南方之风气柔弱，非比北方之风气刚劲，只需苏杏二陈加防风钱许可解。如果头痛、项强，伤及太阳，不见有汗，则羌、防亦可稍加。如果畏风兼畏寒，则桂枝亦可加用，但不宜多耳。

至于时邪症候，乃天地六淫之气，非尽寒邪，亦非尽热邪也。如受风寒，则按上法治之。如受暑，则多从口鼻而入，侵及心包，三阳之药全不合用，宜清暑益气汤，六一散或生脉散，于医书暑门内参酌而用之。惟暑能伤气，不可妄用温散；暑能伤阴，不可妄用刚燥也。如受热，则所谓阳邪，不同暑乃阴邪也。故受暑必有汗，而受热必无汗；受暑则心中懊侬，受热则神情烦躁。人参白虎汤、天生白虎汤服之，一汗而解。有治之已迟，热入心包者，则犀角地黄汤在所必用。诊此须分析明白，切不可暑、热混为一门也。若夫长夏伤于湿，有宜燥者，有宜利者。但长夏受湿，往往兼暑，暑伤气，暑伤阴，专于燥、利，又恐转伤阴气，湿更难化。昔人以补中益气汤调理脾胃，湿自不能困脾；以六味地黄汤治下焦湿热，而湿热因养阴而化。此皆治其本也。若先治其标，则五苓散、四苓散、平胃散、小分清饮、渗湿汤，皆可相宜而用。要之，湿有未化热者宜燥；渐化热者宜湿热兼治，古方所以有二妙、三妙也；湿有全化热者，则宜专治其热。今人总言曰湿热，而不分此三等治之，所以鲜效也。至于冬伤于寒，春伤于风，夏伤于暑，秋伤于湿，此《内经》之言也。而喻西昌增为长夏伤于湿，秋伤于燥，实有至理，足补《内经》之缺。常见秋分以前，或暑气未尽，即湿气亦未尽，秋分以后，暑湿俱退，金风拂拂，燥火侵人，肺不耐燥，故生咳嗽，喻氏清燥救肺汤实可获效。乃柯韵伯以为多事，此不过欲抹煞前人，自诩高明耳！即其伤寒注释之书，何能如喻氏之深入而显出？吾辈宜宗喻氏，即秋燥一层，毋庸疑议，庶可备六淫之气，而详审时邪之病也。

但用药之道，宜小其制，得效乃渐加增。李士材云：将欲用凉，先之以清；将欲用热，先之以温。后人万不及前人，安得任意妄用乎？至于大寒、大热之药，尤宜谨慎。寒药如水，热药如火。譬如一卷书，错落水中，急急捞起，难免破烂矣；错落火中，急急救起，难免枯焦矣。病人之脏腑，岂堪破烂、枯焦乎？若夫用下，更宜慎之又慎。六淫之邪，如风寒便闭，腹痛拒按，热邪传里，神糊谵语，可以用下，然非瘟疫，亦下不可早。至暑湿亦可用下乎？戴北山《瘟疫明辨》，较胜于吴又可《瘟疫论》。然其书止辨气一条，谓瘟疫必作尸气，不作腐气，可见时邪、瘟疫之分，而其余所论，则皆时邪也，何不云时邪明辨，而曰《瘟疫明辨》耶？其最误人者，谓下法至少用三剂，多则有一、二十次者。人之肠胃无血肉，不得已而用下，未尝不伤气血，下至一、二十次，岂不邪正俱亡耶？戴北山究治何人，具有成效，并无医案，而为此妄言，其害不更胜于吴氏耶？今之医者，轻率用下，往往以此为辞。现有乡医某姓，在城悬壶，好用下法，屡次误事，每以下迟下少为说。予亲见李氏子出麻，被其再下而死，而犹执戴氏之说以为辨，岂不深可痛恨哉！予此篇真可谓之明辨，我后人宜细玩之，切忌之，毋负老人苦心也。

论肝气（二条）

人之五脏，惟肝易动而难静。其他脏有病，不过自病，亦或延及别脏，乃病久而生克失常所致。惟肝一病，即延及他脏。肝位于左，其用在右。肝气一动，即乘脾土，作痛作胀，甚则作泻。又或上犯胃土，气逆作呕，两胁痛胀。肝之大脉，布于两胁，而胃之大络，亦在两胁也。又或上而冲心，致心跳不安。又或上而侮肺，肺属金，原以制肝木，而肝气太旺，不受金制，反来侮金，致肺之清肃不行，而呛咳不已，所谓木击金鸣也。又或火化为风，眩晕非常。又或上及巅顶，疼痛难忍。又或血不荣肝，因不荣筋，四肢搐搦，周身抽掣。又或疏泄太过，致肾不闭藏，而二便不调。又或胀及背心，痛及头项。其变幻不测，不能尽述；其往来无常，不可思议。总之，肝为将军之官，如象棋之车，任其纵横，无敢当之者。五脏之病，肝气居多，而妇人尤甚。治病能治肝气，则思过半矣。《内经》治肝有三法：辛以散之，酸以敛之，甘以缓之。后人立方，合三法为一方，谓之逍遥散。用柴胡为君，以为辛散；用白芍以为酸敛，用炙草以为甘缓。因肝气必有肝火，又加丹皮、山栀，谓之加味逍遥散。今之医者，一见肝气，即投以逍遥；不应，即投以加味逍遥；再不应，则束手无策矣。不知《内经》论治肝，不过言其大概，临证则变幻无常，而治法甚多，岂能拘于三法？

予尝深思详考，治肝竟有十法焉。心为肝之子，实则泻其子，一法也；肾为肝之母，虚则补其母，二法也；肺为气之主，肝气上逆，清金降肺以平之，三法也；胆在肝叶之下，肝气上逆，必挟胆火而来，其犯胃也，呕吐夹酸、夹苦酸者，肝火苦，则胆火宜用温胆法，平其胆火，则肝气亦随之而平，所谓平甲木以和乙木者，四法也；肝阳太旺，养阴以潜之，不应，则用牡蛎、玄武版介类以潜之，所谓介以潜阳，五法也；肝病实脾，则仲景之老法，六法也；亦有肝有实火，轻则用左金丸，重则用龙胆泻肝汤，亦应手而愈，七法也。合之《内经》三法，岂非十法乎？若夫专用破气，纵一时较快，而旋即胀痛，且愈发愈重，此粗工之所为，不足以言法也。然而庸庸者，大抵以破气为先，否则投以逍遥散，至不应，则以为病重难治，岂不冤乎？予故特作肝气之论。

或问逍遥散一方，集方书者，无不取之，如子言，其方竟不可用欤？予应之曰：逍遥散本是良方，奈粗工不善用，遂觉不灵耳！其方以柴胡为君，主于散郁，所谓木郁达之也。果病者肝气郁结，或为人所制，有气不能发泄，郁而生火，作痛作胀，脉虽弦数而见沉意，投以逍遥，辛以散之，自然获效。若其人并无所制，而善于动怒，性不平和，愈怒愈甚，以致肝气肆横，胀痛交作，不时上火，头疼头晕，脉来弦数而无沉意，此乃肝火化风，平之不及，而犹治以辛散，譬如一盆炭火，势已炎炎，而更以扇扇之，岂有火不愈炽，而病不加甚耶？故逍遥散非不可用也，奈用之者，自不求甚解耳！

论类中症不可妄用再造丸（三条）

附录龚赵氏常服调理方

类中之症，多由肝虚生风，所谓内风，非外风也。间有外风引动内风者，然所见甚少。大抵风自内生也，故景岳直谓之非风症。其论曰：凡非风，口眼歪斜，半身不遂，四肢无力，掉摇拘挛之属，皆筋骨之病也。肝主筋，肾主骨，肝藏血，肾藏精，精血亏损，不能滋养百骸，故筋有缓急之病，骨有痿弱之病，总由精血败伤而然。如树木之衰，一枝精液不到，即一枝枯槁。景岳素重温补，而于类中之症，则独重养血。诚以《内经》有云：足得血而能步，掌得血而能握，指得血而能摄。治偏废者，能无以养血为主乎？陈临川先生有云：治风先治血，血行风自灭，可谓要言不繁。予数十年来，守此法以治类中，未有不效。虽初病亦有痰涎壅塞，不得不先为疏通者，然如活络丹方，不宜多用，恐养阴不及，反耗其阴也。乃乾隆年间，扬州盐商；不知所延何医，制有再造丸，药味夹杂五十余味，多用香燥，以为可以通络开窍，全不思类中多由精血不足，肝失所养，虚风鼓动，经络空虚，焦燥太过，转伤阴血，何能熄风乎？吾乡有原任池州府吴某者，半身不遂，延予调治。其人好内，肾不养肝，阴虚火盛，且食量甚大，专嗜肥浓，胃火亦甚旺。予专以滋肝清热，兼以清胃消痰，日见痊好，惟语言謇滞耳！或劝以须服再造丸，予再三开导与病不合，伊见手足如常，亦暂依从，常服膏方，不复诊治，已数年矣。乃忽急延予诊，至则卧床不起，谓左腿不知何在矣。细询其过，则有某医者，劝服再造丸，其人本自卖此丸，连服五丸，而左腿若失矣。伊悔恨无穷，求予挽救。予曰：还尔腿尚可，履步如常，万不能矣。仍以前法加减，调治十数日后，腿渐有知，又数日渐可待人而行，而软弱无力。其人年逾七旬，现虽尚存，然经年卧床不起矣。再造丸之害如此，不知医而妄用者，尚慎旃哉！

今之人先天不足，气血多亏，加以利欲熏其心，酒色耗其肾，肝失所养，木燥生风，类中之症多由于此。能先事预防，一病即治，调养得法，或即痊愈，或带病延年。予所治者不少，大约除中风不语，最难获效，予却不治，余则鲜有无效者，但总不用再造丸耳！如庄仪吉类中风几二十年，至今尚存。刘颂芬类中十年，尚能游览。龚赵氏乃吾义女，类中治愈，今已十余年，并不复发。又治丹徒县熊公，今亦十余年不复发，即如今岁朱惠畴、王新楼皆有中象，一治而愈。凡此皆先告以勿妄服再造丸。夫再造丸非必一无所用，如遇肥人多痰，经络阻塞，或夹外风，其方香药散药不少，亦可有效；而如遇肾不养肝，木燥生风之症，则服之无益而有损。近来此症甚多，而一遇此症，病者、医者以及旁人，无不欲服再造丸。嗟乎！医理精深，岂一再造丸遂能治天下之类中症耶？予明辨之，尚望医者同辨之，不然，吴某前车可鉴也。

予治类中症，尝用十味温胆汤加减。其方有开有合，以开进补，以补进开，不凉不暖，调理最宜，而治类中为尤合。惟初病夹痰，不宜用参，则易以沙参、孩儿参；初病风火交盛，则以生地易熟地；心肺火旺，则以麦冬易远志，以白芍或女贞易枣仁。若夫筋惕肉瞤，则羚羊角在所必用，所谓入肝舒筋之圣药也；更佐以豨莶，虽口眼歪斜，无不应手而愈。至经络不和，血脉不通，则加以参须、归须，谓之二须饮；或助以橘络、丝瓜络，谓之二络饮。至大便结燥，养阴即以润燥，久自能通，或以五仁润之，切不可下，致犯虚虚也。方药甚多，不能尽述，大致如此，在后人神而明之，触类而长之耳！

附录

龚赵氏常服调理方

大生地（八钱）、北沙参（三钱）、大白芍（三钱）、
大麦冬（三钱）、法半夏（一钱五分）、陈皮（八分）、
云苓（三钱）、生甘草（八分）、枳壳（一钱）、
鲜竹茹（三钱）。

时有加减，总不出此范围。用十味温胆意，而不拘拘成法。如女贞、羚羊、豨莶、二须、二络等，亦临时酌用。此方服数十剂全愈，迄今三十余年，其方珍藏，其人犹健，岂易易哉！

论胎孕

或谓予论症宜遍考病机，详求治法，始于人有益，乃论止一二，毋乃太简乎？不知医书汗牛充栋，症无不备，方法繁多，何能更著书立说？惟古书虽系名家，或立说偏执，予不得不辨；庸工浅陋，诚恐害人，予不得不辨；而予非治有成效，屡试屡验，亦不敢妄为辨论也。即如胎孕一门，妇人以此为重，数年不孕，即延医服药，膏、丸并进，乃不独不能受胎，而转生他病，月事不调一月经行二三次，甚且淋漓不尽，致成崩漏。此何以故？大率医家皆以温热药为主，而妇人亦以为多服温热，即可受孕，不知未能受胎，而早已受害矣。夫天地之道，阴阳和而万物生焉，孤阴不生，独阳不长。其以春药医男子，谓可种子，已遗害无穷，何能生子？即或生子，而胎毒甚重，赤游丹等症，迭起环生；纵或苟延，天花症断难存活。此男子服春药之效也。乃治妇人亦用此法，以致血海之波澜不静，血热妄行，经且不调，安能怀孕乎？总之妇科首重调经，缩则为热，过则为寒，如果月事愆期，脉来迟濡，实属虚寒，寒体不能受胎，温经亦可，但此等脉象最少。盖今之妇人，十有九肝气，脉多弦数，再服温热，必致肝火盛而血妄行，其患岂独不受胎乎？予尝见望子之妇人，爱服暖药，而庸工多附妇人之意以用药，究之子不得孕而病不离身，实堪痛恨，故辨言及此。至于业已受孕，而又易于滑胎，大约在三月内者居多，请医保胎，竟未见有能保者何也？盖庸工既不读书，故不明医理也。夫妇人怀孕，一月足厥阴肝养胎，二月足少阳胆养胎，三月手厥阴心包络养胎，四月手少阳三焦养胎，四经皆有相火。凡滑胎者，皆由水不济火，血热所致，欲安胎必须凉血。虽朱丹溪代人安胎，用白术为末，以黄芩煎汤下之，遂得安好，后人因以黄芩、白术为安胎之圣药。其实黄芩性凉，白术性燥，怀孕三月前后，胎火、相火并旺，只宜凉之，不宜燥之。今粗工安胎，总恃此二味，或加续断，而全不见效。不知胎前宜凉，三、四月内尤宜于凉，治以燥药，胎何能安？续断性温而动，保胎宜静不宜动，药当论性，岂能取其名以为用耶？若至五、六月间，足太阴脾、足阳明胃养胎，可健脾胃，丹溪方或可全用耳！丹溪必不欺人，但其方未注月分，恐亦在脾胃胎时耳！盖胎以二十七日为一月，三月半后，已换养胎之经矣。予安胎不知凡几，无有不效。如丁邹氏三次滑胎，邹赵氏七次滑胎，缪余氏十一次滑胎，总在三月之内，后俱请予保胎，无不安全，且生产后或更怀孕，竟无滑胎之虑。予总以生地养血凉血为君，黄芩则加之，白术则不用，人称余善保胎，其实并无异法，不过深悉养胎之经，知胎前宜凉之理，不泥于丹溪之法耳！此实屡试屡验，故详论之，以示我后人，庶不至以济世之术，转变为戕生之术云！

附论胎产金丹

或问部胎产金丹用以调经可乎？曰：不可。金丹真良方也，然名曰胎产，因胎前、产后而设。其方以河车为君，佐以肉桂，取温暖畅达之意。怀孕将至足月，不复宜凉，服金丹一、二丸，可以易产；产后最忌停瘀，服一、二丸，可以行瘀。予治旗营妇人，怀孕五、六月忽小产，二胎不下，腹痛异常，以芎归汤下金丹一丸，不过数剂，衣胞下而腹痛止，足见为行血通瘀之品，胎前、产后实属相宜，至妇人经水不调，岂皆虚寒停瘀所致，如果过期不至，子宫虚冷，金丹可服，否则经不过期而转频数，金丹岂可服耶？至有善于滑胎，而欲以金丹保胎者，则保之适以催之，殊可笑也。

杂论（十一条）

病之生也，百出不穷，治法总不外乎阴阳五行四字。天以阴阳五行化生万物，医以阴阳五行调治百病。要之，五行之生克，仍不外乎阴阳。阴阳即血气之谓也，气为阳，血为阴也。气血即水火之谓也，气为火，而血为水也。气无形，而血有形，气附血以行，血无气亦不能自行。无阴则阳无以生，无阳则阴无以化，阴阳和而万物生焉。人生一小天地，阴阳必得其平。医者偏于用凉，偏于用温，皆不得其正也。

医有定理，亦有活法。王太仆云：寒之不寒，是无水也，宜壮水之主，以制阳光；热之不热，是无火也，宜益火之原，以消阴翳。此定理也。又有论目云：能远视不能近视，责其无水；能近视不能远视，责其无火。夫目乃水精之光，无水则任意滋水可也。而书称目无火不病，又称眼病无寒，设以不能远视之故而任意补火，能无损目乎？凡人生而近视者甚多，往往不受热药，此则当参以治法，不可尽责其无火也。

用药之道，惟危急存亡之际，病重药轻，不能挽救，非大其法不可。否则法先宜小，有效乃渐加增，不得以古方分量之重为准。况考古方之分量，合之于今，并不甚重。如仲景立方，动以斤计，或称升合，似甚多也。及其用末药，不过方寸匕；丸药如梧子大，所服不过三十粒，又似甚少。何丸、散、汤液之相悬如此耶？考《千金》《本草》，皆以古三两为今之一两，古三升为今之一升，则所两者，仅得今之三钱耳！且仲景汤液总分三次服，则又止得三分之一。合而计之，岂非古之一两，仅得今之一钱乎？惟世有古今，地有南北，人有强弱，药有刚柔，医者知所变通，庶几有得耳！

凡人有病，如锁错锁；医者治病，如以钥开锁。不善开锁，虽极用力而锁不开，甚且将锁损坏。铜匠善开锁，只需铜钱一根，轻轻一拨，而锁自开。故不善治病者，虽用重剂，而病不解，甚且加增；善治病者，只需一药，即可得救。初学治病，当自审其能治则治，否则以待善治者，不可未识病情，孟浪用药，将人损坏，虽有善者，未如之何！夫锁可损也，人亦可损乎哉？

凡用药调理病人，如浇灌花木，然有宜清水者，有宜肥壮者，既得其宜，而又浇灌适中，无太过不及之弊，自然发旺异常。调理病人亦然，有宜清养者，有宜峻补者，有宜补气者，有宜补阴者，必求其当而后有效，不可蒙混施治也，即如有求速效者，以为人参补气，既服人参，何气尚不足？熟地补阴，既服熟地，何阴尚不足？不知用药培养，亦如浇灌花木之道，浇灌得宜，则花木借以易长，非所浇灌者，即是花木也。即如芍药最宜稠粪，多以稠粪加之，岂即变为芍药乎？是故气虚者，宜参，则人之气易生，而人参非即气也；阴虚者，宜地，服地则人之阴易生，而熟地非即阴也。善调理者，不过用药得宜，能助人生生之气，若以草根树皮，竟作血气用，极力填补，如花木之浇肥太过，反遏其生机矣。我辈用药，总要轻重得宜，不可呆泥。况善用补者，补中有开，譬如作文，尽填实字，无一虚字，可能成文乎？总之，不通儒学，不能通医理也。

药有甚贵，宜于人有益而反有损者，人参是也。据《本草》人参能回元气于无何有之乡，可谓仙丹矣。于是富贵之家，病至莫救，无不服参者，奈十难救一。盖参虽补气，必得人有气而弱，可以补救；若气至无何有，人参何能为无气之人生出气来耶？然此不过无益而已，而更有损者，何也？富贵之人，骄奢之性，淫欲不节，自谓体虚，初病即欲服参，庸工无识，意在奉承，一药不效，遂即用参，或因外感邪滞未去，得补不治，或因内伤壮火食气，得补病进。予至亲丁吴氏，肺热音哑，某医顺病人之意，人参服之数两，而更无音。乃延予诊，嘱以停参，进泻白散数服而愈。又予至友吴在郊翁，肝火上升，头晕、出汗，其家皆以为虚，某医亦以为虚，逐日服参，而汗、晕更甚。遂延予诊，欲代平肝，本人深信，而旁言哓哓，以为如此温补，汗尚不止，况停参服阴药耶？予辨以服参多日，毫未见效，且觉病进，犹不更法，必欲以参治死老翁耶！予曾代伊家排难解纷，素知感激，故能如此争论。而其子以为知医，最喜用参，某医附和之，究不信予之言，幸老翁深信不疑，自愿服予之方。予总以平肝养血为主，调理一月而愈，然则服参何益耶？更有目睹者，吾乡富户赵氏，为予近邻。其父血痢，死于参。其弟疔证，亦死于参。又有吴景贤者，偶感时邪，赵氏因其父之老友，特送参数钱，景贤并不肯服，奈旁人以为财东所送，何能不服？某医尤加附和，极力劝服，遂致邪不出而死。此皆人所同知，以益人之药而损人，谁之过欤？予治病四十余年，大抵富贵者少，中平者多，类多无力用参，而予亦轻易不用；即富贵之人，其病不当用参，予必禁止不用。如必用参而始能活人，则无力之人能活者有几哉？

药有极贱，似于人无益而大有益者，黑芝麻荄是也。予尝治肝气胀痛异常，气逆呕吐，前医用二陈、香附、木香，顺气不效，加用破气，如枳壳、腹皮、乌药、沉香之类，更不效。予思肝气横逆，固非顺气不可，但肝为刚脏，治之宜柔，前医所用皆有刚意，故肝不受。治宜甘以缓之，兼养阴以平肝，然非兼通气之品，亦难速效，惟通气之药，难免刚燥之意。偶思及芝麻荄，外直内通，其色黑可径达肾，其性微凉，毫无刚意，遂用一支，助以金橘饼三钱，一服而效，数服全愈矣。每遇举发，即用是方，无不速愈。嗣后予治肝气必用之，无不应手，所谓软通于肝最宜。因思凡人脏腑之气，无不贵通，《内经》通则不痛，痛则不通，固已。而推广其意，通则不胀，胀则不通；通则不逆，逆则不通。凡治气病，无不宜通，不独肝经也。兼治哮症多年，肾气上逆，予用六味地黄加减为丸，每服五钱，以芝麻荄一支，煎汤下，竟能渐愈，久不发矣。又治肝气犯胃，饮食阻滞，欲成膈症，予以滋润平肝、青金畅胃之品，加芝麻荄、金橘饼，十数服而愈。又遇胀症，几有单腹之象，予用甘麦大枣汤加芝麻荄、金橘饼，连服月余而愈。其他诸气为病，服之得效者，不可数计。今诸亲友，凡有气症，延予诊治，必嘱以芝麻荄为家藏。若夫财翁，惟知爱参，此种贱药之妙，彼固不知，且不信也。此药各家本草所不载，予偶得之，十年于兹，始以治肝气，渐则可治之病甚多，虽蛊胀单腹，亦所能治。予不肯以为独得之奇也，特表而出之，以公诸世。

予尝以所阅医书，配以儒书。如《内经》，儒书之五经也；仲景《伤寒论》《金匮玉函》，儒书之四书也。汉以后医书虽多，皆不甚醇正，惟喻嘉言发挥仲景之书，精微博大，奥义毕宣，儒书中之朱注也。虽有柯氏出其后，意欲抹煞喻氏以炫其书，亦如朱注之后，有吹毛求疵，妄肆讥评者，究何能灭朱文正而行其说耶？予所以心悦诚服于喻氏也，惟其书独详于《伤寒》《金匮》，欲为仲景后之一人。其《医门法律》于杂症颇略，幸有《冯氏锦囊》，书称美备，议论深醇，且其书于幼科尤为精细，为钱仲阳所不能及，即如痘症一门，予尝本之以治家中痘症，皆万全无弊，时下幼科所未尝见也。予故于喻氏外，又推重冯氏，而欲后人学之也。

予不习外科，而治杨梅疮十数人，果未吃捺药，无不应手而愈者，盖推冯氏治痘之法而用之也。今外科治杨梅，总不离乎下法。不知此毒必须升透，即如治天花，果能升透如花之发旺，自然上浆结痂，无不顺吉。升透之法，必善内托，保元汤：人参、黄芪、官桂、糯米、紫草、甘草，所以为主方也。若肆用大黄，气血下虚，痘必内陷，毒何能透？命何能保耶？夫天花先天之毒也，杨梅后天之毒也。先天之毒欲透发之，犹必内托，不可伤其气血；后天之毒欲透发之，可不内托，而惟以大下伤其气血乎？盖气血旺，则毒易托出而易尽，无后患也；气血弱，则毒难托出而难尽，遗祸无穷：是故切不可伤其气血也。天花、杨梅，竟属一理，予比而同之，闻者得毋惊而至于惑乎！然予天花虽少，而无不愈，治杨梅较多，而亦无不愈，取《锦囊》治痘之意而贯通之，屡获大效。吾家后学，或不治杨梅，而家中生育甚多，幼子童孙难免痘症，能讲求于冯氏之书，庶几有得，而不至受时下幼科之害也。

今将治杨梅之法，姑述大略。杨梅初起，火毒甚重，大便必难，不得不先通之，龙胆泻肝汤加大黄，三两剂，大便已通则止。此等毒由肝肾受者居多，故先用此汤。或已现于面，毒已由脏及腑，面部多属阳明，阳明主肌肉，则用河间防风通圣散，内有发散、攻下、清凉解毒诸药，且有兼顾气血之品，可服三、四剂，亦大便通即止。二方皆以土茯苓二两，煎汤煎药。戒吃茶叶，恐解药性。嗣则看其人之本体，如气分不足，则以四君加败毒之品 ，银花、槐蕊之类；如血分不足，则以四物加败毒之品，银花、槐蕊可以多加，更加养血凉血之品。亦以土茯苓煎汤煎药，另合五宝丹：朱砂五分，琥珀五分，滴乳石五分，珍珠五分，研极细，入冰片二分五厘，牛黄五分，再同研，加飞罗面二两和匀，瓷瓶收贮。每服五分，土茯苓汤下。逐日必戒茶饮，恐解性，可以土茯苓汤代之。如此医治，轻者丹服一料即愈，重者不过二料，无不愈者。予屡见有过服下药，致饮食不进，而其疮臭不可近，予用归脾汤合加味五宝丹，不过三服，其臭遂止，十日后而其疮愈矣。其一为巫某，其一为老友柏邃庵，今邃庵八十有四犹健，可问而知也。

最可笑者，吾乡之小儿科，自不知书，毫无学问，不过其师传以发散、消导数方，如张子和三子养亲汤：苏子、白芥子、莱菔子，在所必传，加以羌、防、柴、葛、枳壳、腹皮、山楂、厚朴消导药十数味，再传以脉案，曰：受凉停滞。食乳相裹，防变防惊数语，遂即悬壶行道矣。每遇临症，即将师传数语立方，叮嘱人家症重不可吃乳，米饮亦不可吃，日以发散、消导与服，数日不退热，不易原方，虽十数日不退热，仍用原法，略为加减耳！其家少进米饮，则曰吃坏了。因燥药吃多，血分大亏，不能荣筋，以致抽搐，则曰此急惊也，吾早言之矣。多日不吃饱乳，且服发散，治得气微欲绝，则曰此慢惊也，吾早言之矣。直至于死，医者不悟，而受害者亦不悟，犹以为先生甚灵，彼早言矣。尤可恨者，有拂惊之妇人，毫无传授，妄行作孽，其儿并无惊，实因误药，气血已虚，往往一拂而死。夫喜、怒、忧、思、悲、恐、惊，惊乃七情之病，必因惊吓而后起，岂有因外感而成惊者乎？我辈方脉，不看幼科，然因方脉而救小儿者不少。如曹耕之之孙女，某幼科治之将死，遂请拂惊老妇，余再三劝止，嘱令止药，吃乳食粥，数日全愈。韦廷璋次子，甫生八月，偶因外感发热不退，某医肆用发散，不许吃乳以及米饮，延至多日，看看待毙，乃回绝不治。适予至伊家有事，廷璋各予求救。予以手指探其口，尚裹予指，知将饿死，乃伪曰我有妙方，能救此儿，但先须吃乳。其家谓已将断气，何能吃乳？予断以必能吃乳，但须其母上床以乳就之耳！其母依言，以乳就之，果然能吃，且吃不少，乳后安睡。予告以今夜且不必服药，明早我来进药可也。次早往视，儿夜间吃乳不少，且得安眠，似已全愈。伊家问药，笑应之曰：予有何药，仍吃乳耳！此儿有病多日，过服发散、消导，有何外感？有何停滞？又不许吃乳，直饿死耳！而不死者，殆与我前世有缘也。其家感激，强将其子寄我名下，予亦听之。又在蒋姓家诊病，其家顺以小儿药方请教。予看脉案，痰喘声如拉锯，药甚厉害。　予问小儿何在？奶妈现抱在予旁，并无拉锯之声，惟神气甚弱耳！予稍为诊脉，曰：此发散、消导太过，想必又不许吃乳，乃虚痰耳！速宜进乳，不必服药。其家依言，数日全愈矣。幼科之误人也，予姑略述二、三，类此者甚多，不能尽举。我后人学方脉，于幼科亦须留意。凡名家医书，皆有幼科，固宜善看，而《冯氏锦囊》，由小儿始，以痘科终，尤不可忽。果能遍看方脉，小儿无不兼备。家中生育颇多，庶不至受幼科之误也。

仿寓意草

序（一）

儒者读书明理，经史而外，并及《灵素》小道也，而至理寓焉。非实学不足以资考订，非虚心不足以阐精微。此中甘苦，身历者知之；此中功效，身受者知之。忆自乙酉秋，余病疟为医药所误，几莫能挽。蒙观察钱公特荐润洲文士冠仙李君来，一经诊视，转逆为顺，调治痊可，如获再生，遂成契好。厥后冠仙从余游，无往不利，凡论诊治，靡不应验。有初诊惟恐冠仙言不治者，盖一言不治，则虽远就诸医，莫能救药。知冠仙于此真三折肱矣·且其为人，亦光明磊落。相知日久，公余之暇，辄与畅谈文字，穷究岐俞，从未闻一语道及私事，知其立品端，居心正，故肄业独精。窃叹钱公推荐之初，谓为近今罕觏，洵不我欺也。兹见所著《仿寓意草》，信而有征，言近旨远，堪为有心人引申触类之一助。爰叙其梗概，俾后来者略见一斑云云。

道光十五年岁次乙未八月既望友生云汀陶澍书于江节署

序（二）

临证而不读书，不可以为医。东坡有言，药虽出于医手，方多传于古人。故惟读书多乃能辨证，亦惟读书多乃能用方。彼之不用古方者，非弃古方也，直未一见古方耳。善用方者，且读无方之书，不执方以治病，而方自与古合。余持此论以治人久矣。余读京江李冠仙先生书，而叹其能读书以临证也。喻嘉言《寓意草》未议药先议病，先生本之以作此书，记其生平治验若干篇，人心追手摹，有可取信而又矜平躁释，绝不以盛气凌人，是其高出西昌之上者也。中翰汪君药阶自京江来，携以示余，属为序，校读数过，讹者正之·先生有子，盍即刊以行世，俾世人知临证者必多读书，而后能辨证用方以活人耶？余临证亦有心得，惜不获就正于先生。而昔在京江时，侧闻有李半仙者，度即是先生也。故乐为序而归之。

光绪七年春二月元和陆懋修书于都门寓斋

序（三）

恩绶焉知医。自先世洁夫、根仙两公相继以医名，家藏《灵素》及镜经诸书，惜皆弃佚无存。然独剩时珍《纲目》残帙数十卷，每刺取其典入辞章，辄见其中附铁瓮城西申先生方，怪其名字竟不传，意其为壶隐之流，必邃于医者，或亦我辈中人也。如眉老人精于文，暇读方书，间出其余技以济人，应手即活，嗣为陶文毅座宾，赏识尤有加，一时名噪遐迩。记恩绶童草时，曾见先叔秩音师假《仿寓意草》钞置案头，沫胝不已。又授以老人所著《含饴堂文》读之俨然箴膏肓起废疾。予文遂稍进，而苦于《仿寓意草》之不敢问津。前岁客金陵，咏春丈寄视此编，读一过乃知医之理通于文。老人因病立方，绝不掉以轻心。而察脉之细，如讲《学》《庸》诸题，其识症之精，如论大题之能得主脑，而且不泥古方，不胶成见，又如文之行机参变，宜其取效之神如此。编中每叙某某症，详其来源颠末，批却导窍，症结立剖，洒洒千百言，其笔力又足以副之。盖辞藻缤纷，有足多者。信乎儒者之医，高出市上衙推，诚不可以道里计，较喻氏原编有过之无不及也。今咏春丈年亦八十，颀乎以传先世之著作，为事仁孝尤可嘉。两世皆享大年，知颐摄之功，必有薪传。申先生邈矣！吾愿获此编者，好学深思，心通其意，不但铁瓮城中民无夭札，行见传诸寰宇，咸乐游于仁寿之天也。

光绪丁亥闰四月下盥四日宗再侄恩绶谨序于都门宣武坊南之信天翁室

《仿寓意草》自序

方书汗牛充栋，鲜不称神效者，而用之往往不验。古人岂欺我哉？抑病情变幻无穷，药不执方也？若医案诸书，成效可睹，宜足启发后人。然如《薛氏医案》书盈二尺，择焉不精，语焉不详，一男子一妇人，真耶假耶，观者懵焉。至叶氏《临症指南》见书不多，文义浅薄，方求平妥，不言效验，是书不作可也。惟喻嘉言先生《寓意草》，力大思深，议论精辟，明效大验，彰彰可考。书虽二帙，正足以简炼揣摩，益人神智。予心摹神追，自思二十年来亦颇有精心独造得古人法外法者，辛卯二月宫保云汀夫子留住节署，雨窗无事，随笔记录。虽所忘实多，而经过一番苦心者，尚历历可纪，已得若干篇，何年何月何病何效，大都其人具在，信而有征。嗣后倘有心得，仍当节录。盖虽无格致之功，尚有虚灵之性；虽无折肱之学，实有割股之心。喻氏有知，或不至挥之门墙外乎！爰题为《仿寓意草》云。

目 录

卷　上

丹徒如眉老人李文荣冠仙著
绍兴裘庆元吉生校刊

田展初内治效

田展初五兄，予至好也。嘉庆十四年，伊远馆吴门，其内染时邪之症，医者皆用伤寒药发散，升提太过，其热不减；又皆竟用寒凉，如黄芩、黄连、山栀、石膏之类，连进多剂，热仍不减，面转通红，头皮作痛，手不能近，近则痛甚，病势沉重，医皆曰邪已传里，无法可治。又换某时医，于前药中加犀角、羚羊角，谓只此扳剂，再不应即不治。适其内兄李进之亦予至好，知予素解岐黄，邀予一诊，以决生死。予诊其脉上部浮大而空，两尺沉细欲绝，虽气微弱不欲言语，而心尚明了，并不昏迷，询其欲饮否？曰不欲。询其二便，大便少而稀溏，小便清白，少腹有痛意。予急曰：此戴阳证也。此素本阴亏不能潜阳，今时邪误作伤寒论治，温散太过，虚阳上浮，治宜引火归源。医者见其烦躁，不知其为龙雷上升侵犯清虚之府所致，反以为热邪传里，肆用寒凉，阳即欲回归路已阻；再用寒药，不独腹痛自利症必加重，而无根之阳将一汗而亡，奈何于是。竟用真武汤劝其速进，病者知用附子断不肯服，以为我烦热如此，如何还服此热药？伊兄劝以汝服凉药已多，而转火炎于上，兹方称引火归源，或当有效，今已危急，何不试之？劝之再三，勉进半剂。本已十日不寐，进药后不觉安睡两时许，始寐头皮不痛，面赤全退，腹痛亦止，心中不烦，乃复索药尽剂。次日延予复诊，其病若失。细询平日本有上红之恙，生育亦多，其阴本亏，故阴中之阳易动也。改用附子理阴煎服一剂，又专用理阴煎服三剂，后以八珍加减调理痊愈。半月后展初自吴门归，向予申谢，且言幸伊不在家，其妻得生，否则必死。予问何故？展初曰：如此热象，群医皆用寒凉，而子独用大热，且子不悬壶，我岂能相信哉！予曰：然则足下亦不必谢予也，是有命焉，不可强而致也。

颜凤尧内治效

田展初居荷花池巷，其比邻颜凤尧先生，丹阳名医，在此悬壶，医辄有效，诚老手也。其田姓之症，亦曾诊视，惟为群医所哗，未能独出手眼。嗣闻予治法，深为佩服，适其尊阃亦染时症，先生年将古稀，本有半身不遂之恙，恐诊脉不准，转延医诊，而医者不识其病，先生亦自不解，乃延予诊。时当盛夏，病为时邪，人事昏沉，壮热口渴，渴欲热饮，虽热嫌冷，家人以炭炉而烹百沸汤与服，独云不热。脉来洪数而滑，惟右寸见沉，实热症也，而见寒象，又非热极似寒，医之不解在此。予亦踌躇莫决，忽尔机来，因问主人，尊阃有甚旧恙否？主人曰：无。予曰：非必有大恙，或年高多痰否？主人曰：也诚有之，每日约吐三碗许，转觉爽快。问今病几日？曰：五日。病中吐痰否？曰：无。予曰：得之矣。主人问何以得之？予曰：时邪乃热症，诊亦热症，而寸口独沉者，肺气为痰所遏也。一日吐痰三碗，五日不吐，积痰当有几许？阻塞肺气，上下不通，内虽甚热，气不得上，口鼻吸入无非冷气，至喉而止，亦不得下，肺气通于喉，今为痰所阻，故肺以下则甚热，喉以上则甚冷。是非先用吐法提去其痰不可，虽然不易言也。沸汤下喉而不热，痰之胶固非常，肺之闭塞已甚，虽用瓜蒂散、栀豉汤等法，恐格格不入，不足以搜肺窍提肺气而鼓动其痰，是非仲景麻杏石甘汤不可。主人曰：麻黄乃夏令所忌，今值六月盛夏，患时邪非伤寒，麻黄尚可服乎？予笑曰：药不执方，相宜而用，古之训也。今痰阻肺痹，非麻黄之大辛大热不能搜肺活痰，且是方也，有石膏之寒以制麻黄之热，有杏仁之降以济麻黄之升，有甘草之甘以缓麻黄之急，非同正伤寒之用麻黄汤，专取辛热表散也。主人曰：内人已花甲有余，设服之而大汗不止，得毋有亡阳之虑乎？予曰：药有监制，既已申明，且麻黄肺之药也，下喉必先达肺，肺气开提，痰涎必活，活则涌吐，药随痰出，麻黄之性轻浮，岂能入腹作大汗哉！况时邪亦须汗解，吐中有发散之意。石膏乃白虎汤之主药，《金匮》治中暑之药方，色白入肺，兼清阳明之热，兼散兼清，邪热从而得解，未可知也。主人曰：此首准得吐否？予曰：麻黄大力，入肺搜痰，痰结既开，势必上涌作吐。主人曰：理解明透，更无他疑，竟请立方。予方用麻黄八分、杏仁三钱、石膏五钱、甘草一钱，嘱其必服而去。次日未明即寤，回忆昨日之论，自笑愚忠太过，然细思无误也。清晨不待请，即唤与往，探见其医室已开，急趋而入，主人出迎，予不及寒温，急问曰如何？主人笑应曰：其效如神。予心乃定，细问服药片刻，立即吐痰升许，不过微汗，外热已退，人事全清。予入内复诊，脉象不洪，按之仍数，不热饮而欲冷饮，舌赤无苔，知其大热伤阴。改用犀角地黄汤，一服热减，再服痊愈。是症也，非细心切问，安能得门而入哉！夫望而知之谓之神，闻而知之谓之圣，问而知之谓之工，切而知之谓之巧，神圣工巧谓之四诊，缺一不可。吾见今之粗工假装时派，每至人家诊病，仅一搭脉，遂即开方，主人欲细告病情，则曰，我日有数十家延请，岂能为一家耽搁。嗟乎！三部九候，全然不明，又不肯问，草菅人命，莫此为甚。虽庸医杀人不闻偿命，然冥冥之中，罪安可逃哉！予日懔之，兼望业此者共懔之。

笪豫川治效

友人笪东洲，一日忽诣予曰：汝称善诊，今有一病汝能诊治，我乃拜服。予问何病，笪云：与我偕往，到彼自知。及至半途，忽告予曰：适与君戏言耳！病者为予堂兄豫川，病已不治，惟望兄诊定死期，代办后事耳。及至其家，问其病乃患瘅疟，单热不寒，已经两月，从未有汗，每日壮热六时许，形销骨立，实已危殆。诊其六脉弦数，全无和柔之意，而按尚有根。予知其素来好内，肝肾俱亏，加以大热伤阴，阴不化汗，邪无出路。医者不知，所用不过达原饮、清脾饮、小柴胡等方，如何得汗？予曰：症虽重而并未服对症之药，尚可为也。乃用景岳归柴饮，柴胡钱半、当归一两、甘草一钱，加大生地二两，令浓煎与服，服后进热米饮一碗，不过一帖，大汗而解。

篆村侄治效兼及诸小溲不通治效

大侄篆村，小溲不通已至三日，腹膨急胀，至不能忍。先有某医连进通利，不通愈甚，急觅予诊，予见其肺脉独大而数，知其素来嗜饮，因问连日饮何酒？篆村曰：近因酒贵，常饮烧酒，三日前有小集，饮烧酒且甚多。予曰：是矣。时端阳节后，急令买大枇杷二斤，恣意啖食，另变补中益气方法，去党参、黄芪、白术、当归，惟用陈皮一钱、甘草梢八分、醋炒柴胡五分、蜜炙升麻三分，而加天冬三钱、麦冬三钱、北沙参三钱、车前草一颗，与服一时许，小溲大行一大钵而愈。伊急遽中不暇问故，予亦未言。后至松江华亭县刑席邵瓣莲有沉疴甚奇，每发当脐腹痛非常，而先必溲闭，百医罔效，必小溲自通而腹痛乃止，其症少时即有，至四十外乃更甚。适当举发延予一诊，其脉肺部独大而数，与筿村侄同，予问素嗜烟酒否？曰：皆有之，而水烟尤朝夕不断。予曰：是矣。即以与筿村侄方去升柴，加黄芩、知母与服，服后小溲大行，腹痛亦止。伊问予病如何，何药之灵也。予曰：肺为气之主，又为水之上源，《内经》云膀胱为州都之官，津液藏焉，气化则能出矣。有属中气者，中气不足，溲便为之变。有属肾气者，肾与膀胱相表里是也。而其实气化之权，肺实主之。肺在人身主乎天气，天气清明而下降，肺气清肃而下行，上源行乎所不得不行，下流自有所不得而止，而有所不行者，虚也热也，虚则气不足以行，热则气反逆而上，肺气不行。则诸气不行，通则不痛，痛则不通，今溲不通而腹乃痛，肺脉独大而数。症经三十年，此先天肺热，后天烟酒，积热日伤肺阴，肺失清肃之令，故病易发而亦渐重也。以后将此方常服，且戒烟酒，可望不发。瓣莲钦服，请将所论书一通，并药方裱糊收藏。连服二十剂后，果不发。治筿村法，至松江始畅发其义。盖尝观诸禽鸟，有肺者有尿，无肺者无尿，知肺之关乎小溲者多矣。筿村侄用升柴，而邵兄不用升柴加黄芩、知母者，何也？筿村曾服利药而溲更不通，气乃更结，非加升、柴以提其气转不能通，如酒壶然，壶嘴不通，揭其盖自通也。邵瓣莲未服利药而热久而重，故不用升柴而加黄芩、知母也。虽然，勿谓癃闭之尽在清肺也。吾乡钱光斗之弟妇张氏，产育用力太过，正气大伤，三日小溲不通，予用补中益气汤全方，姜枣引，加冬葵子三钱，一服而通。写真华秋岩内怀孕六七月，偶因下阶一跌坐地，腹中坠胀，小溲不通半日，即延予诊。予知胎气震压膀胱，亦用大剂补中益气姜枣引，一服而通。此皆用温补升提，治在中气而不在肺气也。其冬葵子或用或不用者，一则癃闭三日，以葵子引经通之；一则仅半日许，提其气而溲自行，毋烦通利也。后又有丹徒县署吴晴椒明府所请钱席胡晴麓恙已愈后，大解数日未行，急欲其解，以便加餐，一日登厕数次，力努干结不出，是日晚登净桶约一更许，挣极力努挣，大便不来而小便反闭；次日自用车前、泽泻等药通利之，而仍不通，腹加胀；又次日延予，予曰：大肠膀胱相隔一间，分道而行本不相碍，今因直肠有燥粪阻塞，努力太过，前无出路，后有来者，广肠之粪皆集于此，直肠胀满，挤合膀胱，小溲无路可出，此非膀胱自病，虽多方通利，终不得通，徒增胀满耳。予有一法不知肯用否？众问何法？予曰止有下法耳。下其大便，小便自通。时署中官亲朋友来问病者甚多，予有房申倡议，而房外窃议者皆不以为然。以为小便不通，反通大便，殊难相信。且病者年已六十有四，又值病后连日，怕胀又不敢多进饮食，如何能受下剂？众口难调，予亦辞去。第三日又来敦请，晴麓本与予金兰契好，万不能辞，至则胀已至胸，盖又杂进单方，如促织、草帽圈之类，有入无出，直至胀不能动。予曰：在书大便不通有四五十日无妨者，而小便不通五日必死。今已三日，再延二日，神仙不治。此症下或不死，不下必死，诸君奈何，必欲置之死地耶！时晴椒先生以为不可下，众皆和之，予言至此，众不复言。而其如君独奋然曰：三日以来愈治愈坏，今日竟请立方，虽死不怨。予索纸开方：西党参五钱、炙黄芪三钱、于术三钱、当归身三钱、陈皮一钱、炙草一钱、炒柴胡一钱、炙升麻六分，煨姜二片、大枣二枚，众皆诧意曰：先生说要用下法，何开此补中益气汤？予笑曰：诸公勿急，尚有加味。爰加生大黄三钱、元明粉三钱，因告众曰：大便阻塞，小便固非用下不可。然是症有三虚，年高一虚也，久病二虚也，连日不敢纳谷三虚也。此三虚者，诸公曾言之，予岂不知之，故是症非下不可，而非用补以用下不可，古人黄龙汤用参以用下，玉烛散用四物以用下，今用大剂补中益气，然后用硝、黄以推荡之，大解行而膀胱路宽，小解亦自畅行，二便俱行而正气不陷，相辅之道也。不然予岂孟浪用下者哉！众乃爽然，制药与服，一时许大便畅行，小便随至源源不绝几半净桶，腹中畅快，病乃若失。以上五症皆小溲不通，四用东垣补中益气，而变化不同，法则仿古，用则因心。易云神而明之，存乎其人。岂不信哉。

牙痛治效

甥婿刘桐村，嗜酒成牙痛症，痛则牵引至额，以至颠顶，一月数发，痛不可忍。予曰：面额属阳明，牙龈属阳明，齿属肾，厥少阴会于颠顶，此湿热太重，蕴积于胃，兼伤肝肾之阴。以景岳玉女煎加西茵陈三钱，嘱服七剂，且嘱节饮，可以不发。伊一服即愈，因思不能戒酒，不若将此方多服，竟服至二十余剂，后竟永不复发。

吾友赵义之牙痛缠绵月余不已，忽诣予要方，诊其脉左关尺数，以六味地黄汤加升麻三分、柴胡五分，与之曰：此药服后未免更痛，然片刻即止矣。次日告予，昨服药而卧，忽然痛不可忍，急得骂汝，后竟安寐，天明不知牙痛之何往矣。药既对症，又多此一痛者何也？予曰：齿乃骨之余，而肾主骨，足下肾水太亏，肾火上浮，而为牙痛，故用六味全剂补之泻之。然其浮于齿牙之热，不能下降至肾也，不若用升柴以透之，升透之时未免较痛，然所用无几，痛亦无几，而补泻之力甚大，阴能潜阳，火不复上作痛，且得安寐也。

义之兄本通品，闻之拜服。后予以此方治肾虚牙痛者，无不立效，更胜于玉女煎。武生盖七下牙床作痒，至不能受，不寐者累日矣。偶值予求治，予笑曰：此大肠风也。上牙床属足阳明胃，下牙床属手阳明大肠，大肠有积热，热生风，风生痒问大便结否？曰：结甚。以调胃承气小其制，加生地、槐花、荆芥、防风，与之一药，得大解畅行而愈。

龚玉屏治效并后不治之验

龚玉屏予少时第一交好也，其食量最大，面量倍于饭量，肉量倍于面量。年未四十，忽得中痰，人事不知，声如拉锯，予急往视之，其脉洪劲滑数，予曰：此非中脏，乃中腑耳。中脏多虚，中腑多实，平日肥浓太过，痰多气壅。问大便闭否？其内曰：数日不解，予曰：无妨。以二陈加大黄、芒硝与服，大便通畅，痰下气平，人事遂清。后以清火化痰调理而愈。予告之曰：从此以后君能吃素，高寿无难，否则当戒猪肉，亦可延年，不然恐不过三四年客耳。君之病痰所致，痰之病肥浓所致，而猪肉则肥浓之尤，助火生痰者也。此病后胃气已伤，脾气亦损，清升浊降。健运为难。君若仍如往日食肉兼人，十分饱足，犹如大嚼，脾气不能运动，安得不俱化为痰？只宜八分饱，东坡之养生不使胜食气，圣人之垂训，子其戒之。玉屏曰：唯唯。半年余见玉屏面有滞色，语言不甚清楚，问之曰：连日食肉否？曰：不食。予心窃疑之，伊常住地藏庵僧学恭最善烹调，一日遇之，予问龚玉屏连日食肉否？僧笑曰；不食。因其笑也，而坚问之，僧又笑曰：不食精肉矣！因责玉屏曰：予何等相劝，子乃不信，且不食精肉，而食肥肉。奈何伊病后肝火甚旺，回予之言甚属决绝，大约万不能不食肉，再病不要予诊耳。予特开健脾清胃消食化痰丸方，劝之常服，亦置不理。年复一年，语言日加謇滞，步履日见艰难，人事日见昏愦，予虽常见，知其病非一朝一夕之故，已入膏肓，伊不问予，予亦不敢多事。三年后忽一日痰涌气开闭，昏迷若睡一日夜，遂不复醒矣。予往唁，痛哭后，立制挽联曰：予交最久始为文字交继为道义交终为性命交彼此皆推心相与，君事犹多上有老母事中有弱弟事下有诸孤事如何竟撒手长辞。文虽鄙俚，亦可见吾两人之交情，而竟不能白首相依也，哀哉。

龚玉屏子椿官治效并后不治之验

龚玉屏子椿官体本瘦弱，十六岁自在扬管店务当事亦太早，忽受暑而归，发热头眩，倦怠少气，心烦渴饮，天柱倾欹欲倒。予用人参白虎汤，其家以时症用参为疑，予曰：先天气弱，暑又伤气，脉象数而甚虚，非参不可，且必佳参，汝等不信，多请先生斟酌当可决疑。再三敦嘱而去。是时天气炎热，病症甚多，予至晚回家，则其叔守园坐等已久，予一见即问曰：尔侄服药何如。曰：尚未。问何以不服？曰，君教我多请先生斟酌，我连请七人矣。问伊等云何？曰：止钱觐扬先生欲改用党参，徐寿东先生以为君当不错，其余皆以为不可用参。内有焦医尤以为不可，曰时邪用参，如吃红矾；入腹必死。众言如此，不得不疑，而寒家素服君药，无有不效，又不敢服他人之药，特再候教。予曰：予只道此法平常，医当无不解，今若此更何言。但令侄今日不服此药，明日即不救。子速回府，制药与服，倘有不测，予当偿命。送至门又嘱曰：予愿偿命，君或不肯，此方参一钱，银三十两，倘有不测，予当罚出。君纵不要，听凭散与穷苦，予决不食言。若不服至不救，其责在子。次日大早往视，已一药而愈矣。嗟乎！医道之不明也，竟至于是耶。经云热伤气，又云壮火食气，盛夏酷热，烁石流金，未有不伤气分者，故治之必顾气分。

孙真人生脉散、东垣清暑益气汤、丹溪十味香藿饮，皆人人共见之方，未有不用参者。至人参白虎汤，乃《金匮》中暍门专主之方，《金匮》乃医圣仲景之书，是不足法，更何法也。且夫椿官之症，乃中暑，非时邪也。时邪者，春当暖反凉，夏当热反寒，秋当凉反暖，冬当寒反温，为四时不正之气，感而病者谓之时邪。至风、寒、暑、湿、燥、火，此六气者应时而至，本天地之正气，人或不慎感之，而病直谓之中寒中暑而已，不得混谓时邪也。今椿官当暑，中暑而混指为时邪，症且不知，何竟谤予之用药哉！

论椿官之虚弱，清暑益气可用，因其大渴欲饮，恐黄芪、二术过于温补而燥，故用人参白虎。予本细心斟酌，尚几为若辈所误。椿官幸免矣，而当世之冤魂何可胜数哉！喻西昌曰：医至今日，生民之厄运也。诚哉是言也。

椿官二十一岁自常贩布回家，自称有恙，延予诊治，时十二月初一也。其症外似洒淅怯寒，内则烦躁觉热，舌赤无苔，溲带白浊，脉来洪数无伦，按之空象。谓之曰：子始回家，一路恐微有外感，而又亏虚。攻补俱有未便，迟数日再诊可也。因密告其叔曰：令侄此症氏不治矣。奈何其叔曰：伊起居如常，饮食尚好，何至不治。予曰：子原难解，俟至春来，予言自验。予昔年受谤不辞因能治也，今知不治，断不敢缠手招谤而受怨也。后屡请，予坚辞，且遇伊家密友，遍告以椿官复病予并未一诊，恐将来受谤也。伊家只得另延他医，初云无妨，继则无效而加重，屡更皆然。至次年正年十八日溘然长逝矣。予往唁，其祖母泣谓予曰：子真神仙，何一见而知其不治也。予曰：予幸立意不诊，今乃以为神仙，否则今将为府上之仇仇矣。后有他医虚心问故，予曰：此不难知也。冬见夏脉，书称不治。伊脉洪数无伦，在其脉尚为太过，而见于冬令闭藏之日，且又无根肾水告竭，肝火独旺，木生于水，无水之木何以应春气之发生乎？如树木然，当冬令闭藏莫能定其生死，至春则生者生，而死者死，人身一小天地，肝木应乎春气，根本既拔，故知其死于春也。然予虽以先见之，故脱然无累，而与龚玉屏实一人交也。伊乔梓二人，予皆能治其前而不能治其后，每念及此，心犹恻然。

蔡姓时医治效

镇江北门外蔡姓世出时医，今其子孙虽不及其祖父，而业此者甚多，友人戴半山，蔡氏婿也，一日诣予曰：有舍舅病重，请兄一诊。时予虽知医而并不行道，辞之曰：蔡家医生不知凡几，争代人家看病，岂自家病症不能治，而反需予不行医者乎！予断不去。半山曰：其症诸蔡皆看过，皆回不治，惟予叔岳欲以附子、肉桂扳之，不能决，请兄一决耳。予曰：设至其家而群相诧异奈何？半山曰：舍亲在我金珠店管事，现在惟我作主，不必过虑。随唤舆逼予同往，至其室审其症，乃时邪十一日矣。所服之方，大抵羌、防、柴、桂、枳实、楂炭、厚朴、苍术、草果、炮姜之类，其症则燥热非常，人事昏沉，耳无闻，目无见，舌卷囊缩，死象已具。其脉弦劲疾数，不辨至数，惟按之尚未无根，病中从未大解。诊毕半山问曰：桂附可服否？予曰：桂附万无服理。然此人误已深，实属难治，姑请伊母出来商议。其母出见，予问曰：汝家看此人到底是死是活？其母曰：先生何出此言？予曰：汝家若以为未死，则予不敢多事，恐药不能救，归过于予，予何为来担此恶名哉！若汝家以为必死，则予尚觉有一线生路。其母曰：吾家诸医皆已回绝，先生若能施治，生死不忘。予乃曰：时邪热证治以辛凉，非比伤寒之症治以辛温，且伤寒下不厌迟，时邪下不厌早，三五日内热重便闭即当用下存阴，今时邪误服伤寒药，佐以温燥，意在推滞，不知愈燥愈结，火愈炽而真阴耗矣。真阴根于肝，肾开窍于耳，肝开窍于目，肾脉挟舌本，肝脉络阴器，今目瞆耳聋，舌卷囊缩，大热伤阴可知也。症本不治，而予谓有一线生路者，幸脉尚有根，非症重至此，药误实多，为今之计，仍非下之不可。然古人急下存阴，阴未伤也。今下已迟，阴已伤矣。宜用玉烛散法养其阴，以用下。于是用生地一两、当归五钱，加大黄三钱、芒硝二钱、甘草一钱，与服，夜下黑粪，次日热退，诸症皆退，仍进养阴清热。又次日往诊，半山出迎曰：舍亲又复发狂，奈何？予入诊，见其骂詈不避亲疏，果有狂象。予曰：无妨。仲景云下后发狂，再下则愈，一下未尽故也。仍以前方与服，明日往诊，据其家云，昨下更多，几半净桶，后继以血。予疑此方不应动血，及见原方，忽有人添桃仁三钱，予曰：此无怪乎有血矣，伤寒有蓄血症，其人如狂，下其血则愈。重则用抵当汤，轻则用桃仁承气汤，今下后发狂，并非如狂，何用桃仁动其血分，所幸脉静神安，症已无妨，惟养血药要多服数贴耳，后代立方，总以地黄、阿胶为主，幸无复参议者，而其疾乃瘳。

包式斋治效

包式斋患尿血二年未痊，后觅予调治而愈。盖肾亏人也，偶然伤风，某医发散太过；转致喘不能卧者屡日，急乃延予，予曰：咳出于肺，喘出于肾，肺肾为子母之脏，过散伤肺，母不能荫子，则子来就母，而咳变为喘，肾虚人往往如此。今已肾气上冲，脉来上部大下部小，而犹以为风邪未尽，更加发散，无怪乎喘不能卧也。与以都气全方，加紫衣胡桃肉三钱，纳气归肾，一药而愈。越二年又因伤风，某医仍肆意发散，致喘不能卧者三日，又请予治，曰此与前症无异，彼昏不知，子何毫无记性耶！曰：因伊在舍诊病，偶贪顺便，不意至此。予曰：无他，仍服前方可也。其内因夫病着急，忽得笑症，终日哑哑不止，亦求予诊。其左关寸皆数甚，予曰：膻中为臣使之官，喜乐出焉，此肝火犯心包络也。与犀角地黄汤加羚羊角，次日复请予至，则笑病一药而痊。而式斋则夜仍喘不能卧，惟下半夜稍平耳。余曰：异哉！何药之灵于当年而不灵于此日哉？细诊脉象，上部大下部小，实属肾气不纳，毫无他疑，静思良久，因问昨何时服药，曰：晚饭后。予曰：是矣。今可于晚饭前服药，当必有效。次日问之，则喘定气下，一夜安眠矣。伊问何故，曰：药本纳气归肾，饭后服药，为饭阻，不能直达于肾，故上半夜全然无效，下半夜药性渐到，故稍平也。今于饭前服药，腹中空空药力直达肾经，然后以饭压之，肾气岂有不纳者哉。嘱其多服数贴，后加十倍为丸常服。并嘱偶有外感，不可任医发散，其症乃不复发。盖尝览《石室秘录》，陈氏假托乩方；岐伯、雷公、华佗、仲景，古之圣神无不毕集，可谓怪诞。至其方药议论亦甚平平，而大其制，一药必数两，一方必一二斤，万难取法。惟其主意先分治法，则群书罕见，可称独得之奇。如教包式斋饭前服药，即内饿治法下治法也。是故医书汗牛充栋，而除《内经》《难经》、仲景《伤寒》《金匮》二书，无可疵议，其余则各有所偏，亦各有所得。惟在学者之知所取，而勿尚其偏而已。然则不读书固不可，而读书亦岂不贵善读哉！

厉登铭疯症治效

厉登铭五兄，住城内演军巷，予后门外之贤邻，又予之密友也。初秋患疟少汗，予治之始以和解，继以景岳归柴饮加生地一两、姜皮三分，得透汗而解。知其好内嗜饮，阴虚居多也。疟三次即已，精神未甚减。是晚城南起火，伊命家人秉烛至大门观看，忽谓家人曰：适地坊老爷过去，汝等见否？家人曰：未见。登铭曰：如何未见，明明带高帽穿青袍，左扛雨伞右持芭蕉扇，适才过去，我等速关门进去。是夜遂疯，喊骂大闹，掷毁什物，且持厨刀欲杀其妻，其妻躲至床下。其婶母令人夺取其刀，伊更骂詈跳闹不止。次日大早，急请予，其妻托家人声言救命。予至其室，伊正持破碗欲伤人，见予至，忽然放下，称予曰：六哥。予见其有怯意，似予有以镇之者，因更自提精神，正言厉色谓之曰：坐下。伊即坐下。曰将脉来诊。伊即伸手候诊，予诊其脉数大不定，而左关尤大而有力，予问因何胡闹，欲杀尔妻？伊则秽语谓妻王氏与孤狸在墙内如何，又白猴子持大扇扇伊脚等疯语。予不复问，惟嘱好好坐着，不许胡闹，否则予将治汝。伊亦应承，予至厅，家人出云又大闹矣。亲朋满座问予何法，予曰：诸病从虚而入，邪祟亦从虚而入，厉兄本疟症初愈，疟发于少阳胆经，疟后受伤，其胆必虚，遭遇邪祟乘虚入胆，而成疯，且夫厉兄平日之胆最小，一语不敢伤人，琴瑟之好，称为最笃，今忽欲杀人，且为素所爱敬者，疯则胆大，岂非祟据其中而有以使之耶。夫疯字从风，有风象，然疯之或重或轻犹风之或大或小，疯之忽发忽止犹风之忽起忽息，邪祟之中人而成疯也，未尝不凭借人身内风之力，惟木生风，肝胆是也。肝胆相为表里，今邪入于胆，必将借胆之力而鼓动乎，肝因木生风，因风生火，因火生痰，痰火相搏，势乃大张，而人之魂魄神明皆扰乱，而不能自守。虽然今幸邪祟初入，譬如匪人初至旅邸，左邻右舍并无相识，其势尚孤，驱逐亦易；若失今不治，盘踞既久，巢穴已固，风鼓其势，火张其威，痰助其力，如恶人居久定而党已成，则驱逐良难也。于是用温胆汤，京制半夏二钱、化橘红八分、云茯神三钱、生甘草五分、麸炒枳实七分、鲜竹茹三钱，加粉丹皮二钱、龙胆草一钱同煎，外加朱砂三分、猪胆汁少许和服。此方专于泻胆，使邪祟不能宁居，又兼清火化痰使邪祟无所凭借。法虽平平，竟一药而愈。后以十味温胆，以沙参代人参，以生地代熟地，且重用之，以生地能补胆，贼去关门法也。连进四帖，神志如常。此嘉庆十六年事，时尚未识王九峰先生，后先生闻知，适见脉案，深蒙许可，遂相往来。予视先生为前事师，而先生以予为忘年友矣。

陈外甥疯症治效

吾适陈四妹其长子乳名得儿，在泰兴南货店生理多年，已二十余岁，忽一日自归，神情沮丧，郁郁不乐，吾妹问之亦不言。数日后，忽成疯疾，不似厉登铭之杀人，惟欲自戕，见绳欲勒，见刀欲刎，见碗欲敲碎自划，语言并不颠倒，人事并不糊涂，惟言有女鬼在其腹中，教之寻死，不能不依。其家日使两人持其手，否则即欲觅物自戕，数日予始知，往视之，命人放其手，垂手不动，诊其脉乍疏乍数，而按之细弱，知其阳气大虚，实有鬼物凭之。乃用参附理中加黄芪、茯神、鬼箭羽、朱砂、龙齿、虎骨，并加雄黄少许，麝香少许，大补阳气，兼辟其邪。用香药以透其出路，并告吾妹曰：此冤魂也，可先请高僧施食，因服此药，当可愈也。予去后，甥告吾妹曰：他人诊脉，鬼按脉不令诊，舅诊脉则鬼躲在腹底不敢上来，现嘱我曰：汝舅之药必不可服，服则必死。吾妹曰：此怕汝服也，不可听信。旋即请僧施食，亦即服药。药后甥云：他去矣。病即愈。嗣予因其阳气太虚，仍以参附理中加远志、茯神、黄芪、枸杞、枣仁，命之多服。病愈后仍不敢独宿，服药月余，始能如常。后至予家，询其鬼从何来，始推不知，再三驳问，乃云泰兴店对门有小户少妇，代人浆洗衣服，伊亦常送衣与浆洗，不意其夫忽疑其有私，始以骂，继以打，其妇忽自缢而死。伊闻一吓，遂觉神魂不定，渡江遄归，不意其相随而来也。予问与尔有染否？坚称无有。此子素纯谨胆小，当无他事。惟年长未婚，未免有情耳。甚矣！情之不可妄动也如是夫。此嘉庆二十四年事也。二十余年后，此子仍往江北生理，竟自缢而亡，奇哉。

吴预生疯症治效

吴鉴林名炯，诸生也。其长子预生，亦诸生，在邹同裕淮北信阳盐店管书启，其店有空房久无人住，伊爱其静，移居其中，一日忽大疯，用裁纸刀自划胸膛，店伙救之，已伤数处，鲜血淋漓矣。其店用十人帮送，始能到家，以其力大难制，有且路途遥远也。到家虽不自戕，而狂闹愈甚。医药罔效，阅二月，予自吴门归，其父鉴林屡来探予，欲得一诊。予尝谓眷属曰：疯子见予，即不敢疯。众人将信将疑，适其家与予相近，一日傍晚得暇，令人告之使来就诊。半晌数人将疯子挟持而来，舞蹈而入，予出至厅，疯子即寂然不动，予如诊厉登铭法，予上坐，使之下坐，正容壮色，以诊其脉，脉象或大或小，或疏或密，或结或促，知其邪祟无疑。厉声谓之曰：尔遇我即当去，不去我将在鬼哭穴灸汝针汝，虽然尔来路远，我当嘱伊父多赠汝盘缠。予说一句，伊应一声，予眷属乃皆称奇，予知其邪祟重，而且久气血暗伤，先以参地两补之，加犀角、羚羊角，琥珀，朱砂、龙齿、虎骨、龟甲、鹿角诸多灵通宝贵之药，以通其灵性，以镇其神魂。譬如正人君子巍然满座，邪人自不麓安，此药入腹，邪祟自逼处不安而思去。又仿喻西昌法，用羊肉汤一碗为引，使邪祟借腥膻之气味而出，惟药不与病人知，恐二竖避入膏肓也。又嘱鉴林曰：此实鬼祟信阳来路甚远，务请高僧施食，多烧冥资，以践予多赠盘缠之言，服药始灵。盖因鉴林素悭吝，故再三嘱咐，时四月十九日也。二十日伊家施食服药，疯果即愈。二十一日行都天会，其次子忽至晚不归，次日遍找不见，其家因长子幸愈，次子年轻不才，亦即置之。三日后忽句容邹同裕盐店管事亲送伊回，细问情由，伊看会至晚，忽一大黑人引之前行，身不自主渐至旷野，不辨东西走了一夜，腿字酸疼而不能不走，似将天明，忽路旁又走出二人与黑人大吵说：是我孙子，尔带他何往。且吵且走，忽已天明，而三人皆不见矣。伊远见有城，权且走进，不知何城，正在无路可走，幸盐店开门见问，始知遇鬼，始知已至句容，离家百里矣。管事者亦丹徒人，且与吴氏相好，留住二日，拨冗送回。吴预生曰：此想必附我之鬼也。前烧冥资太少，鬼尚不服，而服药又不能不去，故复祸弟。予向见人家寄库烧冥资，以为徒费无益，至治疯症屡用有效，且嫌少而争多不可解也。此道光八年事也。

常镇道刘公治效

常镇道刘名载字竹湄，岭南人也。由山东济南府保举赴都，自都赴镇，于道光五年正月二十五日到任，二月初一谒圣庙行香，官属齐集，刘公言身有久病未愈，欲请一儒医诊治，未知有否。当有王惹山明府保举微名，谬谓文名久著，医理更深，惟不悬壶，必须礼请。刘公即烦王明府先容，随后差内使持贴延请，予因往诊，询其病源，乃泻泄已阅四月，天未明泻起至晚不过五六遍，而进京出京一路医治，总无效验。予诊其脉，诸脉皆平，肺脉独大，按之见数，予曰：此肺移热于大肠，乃热泻也。公曰：予一路来往皆值冬寒，屡遇风雪，反致热泻乎？予曰：据公言当为寒泻，据脉象实为泻，右寸属肺，肺与大肠相表里，独见数大，故知其移热作泻也。脉象大于他脉数倍，自诊可知。且公一路所服，可系温燥药否？泄泻时可热而有声否？公曰：皆然。予曰：岂有寒泻服温燥而不减者？岂有在腹为寒泻出转热者？岂有寒泻急追作声者？经云：暴注下迫，皆属于热。岂人止有寒泻而无热泻乎？公自诊其脉，亦觉肺部独大，辨论既明，疑团尽释。予乃用天冬三钱、麦冬三钱、孩儿参三钱，以养肺阴，加泻白散地骨皮二钱、桑白皮一钱、粉甘草五分以泻肺热，又加茯苓三钱以为分利，怀山药五钱以顾脾肾，定方后公问可服几剂，予曰：二剂后再诊。公服一帖，日间泻止，惟余天明一泻，服二帖而天明之泻亦止。第三日因公无暇未请诊，亦未服药，而次日天明之泻又来，又急请诊，问何以故？予曰一百念日之恙，可以一药而止，不能一药除根，再服二帖，病当霍然。虽然诊公之脉沉部颇有数象，似乎尚有伏热，泻不难止，恐春气大透，木来生火，变生他症，须预为调治，未可大意。公曰：予急欲赴扬关，月余乃还，再当请诊可也。十日即返镇署，且急延予，称有重症，予往视，见其面左部自头至项半边全行红肿，左目肿合不能开，上下唇皆厚寸许，心烦意乱。自谓此次定当告病去官。予诊其脉洪数有力，而无浮象。予慰之曰：无妨也。此症似乎大头天行，而实非也。此久有郁热，热郁成毒，春透木旺，借肝气发生，热毒上达，肝位于左，气由左升，故病在左，所喜六脉根本甚固，尚能胜病，月余可痊，无庸告病而去。于是用东垣普济消毒饮子，而去其升、柴，以症无外感，火发于肝，延炽于胃，其势已甚，不敢再为升提也。且加犀角、羚羊角清肺胃以清肝，恐其上犯咽喉也，大便屡结异常，加调胃承气以下之。十日后火势渐平，肿亦渐消，知其血阴伤，加丹皮、生地以凉之，每帖药计四五两，始多苦寒，继加甘凉，而总不用发散。其始尚用桔梗、薄荷二味，取其辛凉疏解，后并此而去之。症虽日减，而刘公见予每曰：我病莫非有风寒，先生何不散之。予曰：无有也，不可散也。嗣后跟随诸人见予至，故扬言曰：主人之病，只要发散即愈，惜未发耳。予若弗闻也者。惟每至署，见辕外有医轿一顶，密询之，乃李某也，其人虽医生而不务医学，专务结交各衙门号房，巴结家人，希图引荐，今闻刘公有病，无门可入，访予方药不用辛散，乃扬言一散即愈，托其家人耸动其主，以图觐见。刘公虽未之信，而未免有疑，啧啧者所由来也。至二十日症已痊愈，惟偏左头内尚觉沉闷，刘公向予叹曰：症虽承先生治好，但将来未免头风之患耳。予问何故？曰：先生总未代我发散也。予曰：诺。今日竟用发散何如？公辗然色喜。予乃用小发散方，荆防不过数分，尚另加监制，谓之曰：公恙实不可发散，服必无效，今姑用之，以除公疑。又另开清凉养阴镇摄肝风一方，与之曰：服前方平平则已，设有不适，再进此药则安。次日进诊，公曰：予昨日了不得。问何故？公曰：人人皆说予症当发散，而先生独不然。予因前泄泻，先生辨论精微，一药而愈。又不敢请他人，然心中实不能无疑也。昨见肯用发散，欣然煎服，不意服无片时，即觉火势一轰，似觉头面复欲大肿，头晕眼花，急忙伏枕，犹然难过。幸后方亦已煎成，服下始定。看来不能发散，诚如先生之言。然窃闻风善肿，风宜散；又闻有大头瘟症，属乎风火，亦用发散，而予症似之，其风火独不可散何也？予笑曰：公之恙非风火，家人乃火风鼎也。风火者因风生火，风为本而火为标，散其风而火自平。火风者火为本，而风为标，泻其火而风自息。试观天地之道，热极生风，得大雨施行，天气清凉而风亦顿息，俗所谓煞风雨也。今火风之症，若误作风火论治，妄用发散，譬如炉火已旺，而又以大扇扇之，火岂有不更炽者哉？公二十日来服寒凉重剂，统计约五六斤，而始进发散小剂，即如此火上头轰，若初起误进发散，将火势焮腾，焦灼肌肉，蔓延咽喉，虽有善者奈之何哉！若夫大头瘟症，予岂不知，其初起也恶寒体重，头面俱肿，必兼表象。两目鼻面肿起者阳明也，耳前后并额肿起者少阳也，脑后项下肿起者太阳也，三阳多表症，故可先加表散。公恙初起毫未恶寒恶风，面肿于左肝部也。公岭南人，地气温热，秉赋偏阳，京官十数年，饮食皆用煤火，官山东六年亦用煤火，火毒积蕴已久，北地风土久寒积而未发，今至江南水土不同，又值春深肝旺肝火冲起，久郁之火上犯阳明，致成此症。放治法只宜消毒泻火，经所谓高者抑之，不可散也。公曰：已病不知，经先生之论恍然大悟，而今而后直以性命相托。调理十余日，头之沉闷亦愈。公嘱署中凡欲诊病，非予不可。嗣后往署诊病，亦无不应手。公意深为器重，秋七月前任观察钱益斋夫子。请予至金陵诊病，适刘少君患时邪，请予不至，家人号房遂将李某荐进，三日无效，又延他医，缠绵五月。予亦有在家时并不过问。予知李某之必有谗间也，然不足校也。次年刘公请王九峰先生诊脉，一见即问李冠仙乃贵相契否？先生曰：然。且言医道精通。刘公曰：医道吾所深知，但其品行何如？先生曰：伊久在学中，品行并无不好，未免性傲，于同道中目空一切耳。刘公曰：果止性傲目空一切，尚是读书人本色。仅作半面语，后不复言。先生出以语予曰：似有人在刘公前谗汝。予曰：其人予久知之，虽然问心无疚，何恤乎人言。未几赵雨楼先生来守镇江，其号房早将李某荐进、诊病不效，复延予，予告赵公曰：予实不愿在本地衙门诊病，以后幸勿强予，反致害予。公问何故，告以刘公后来一节，公笑曰：是诚有之。李某初见即言兄乃讼师，万不可清。吾遍访毫无影响，且多称足下品学兼优，故敢奉屈。予乃恍然李某之在道署谤我者讼师也。刘公之所以绝迹也。未及一载，刘公已知李某之诬，复延予，予却之。又二载刘公卸事住扬，不知得何病症，复再三延予，予仍却之，而刘公死矣。此中殆亦有数焉。

陶文毅公治效

宫保陶云汀夫子，于道光五年抚苏适办海运，夏秋间往来上海，亲至海隅相度机宜，旋又莅金陵监临乡试，是岁阳明燥金司天，少阴君火在泉，秋热更甚也。乃医者尽用伤寒辛温发散，且屡用桂枝，邪不能透其热，转加致成热疟，寒少焦多。医者改用柴胡，亦仍加桂，而其佐使者无非厚朴、苍术、草果、青皮一派温燥克伐，观察钱益斋夫子素知医道，时为监试，心窃非之。因在常镇道任内知予善于治疟，回明宫保，专差飞请，十八日晚予到行辕，随即进诊，细询疟在阴分，不过微寒，旋即发热，壮热六时许，解时无汗，热时烦躁，至不能受，渴欲冷饮，饮亦不多，脉则十分弦数，舌则红赤无苔，泄则其赤如血，且不寐者多日矣。予曰：此大热症，加以燥剂伤阴，阴虚作疟，阴虚不能化汗，无汗故热邪难解，阴虚故神烦不寐，治宜养阴化汗，以化邪。于是即据此立案开方，惟思进见之初，未便骤用大剂。姑以小柴胡去参，加大生地五钱、当归二钱、赤芍钱半、夜交藤三钱，三更后疟势减，进药竟安寐至天明，可谓小效。

次日本地陈林二医至，知服予药，密告宫保曰：大人此症，不可服当归，服则热必重出。又谓予曰：尊方用何首乌何太早。予曰：未也。意者谓夜交藤乎？此乃首乌之藤，非首乌也。且此不过取夜交之意，为不寐而设。叶氏治疟亦尝用之，以交通阴阳用意之药，虚实皆宜，非如首乌之力能温补也。君得毋见《本草备要》不列夜交藤，其何首乌注内有曰一名交藤，遂认夜交藤为何首乌乎？伊掩饰曰：恐敝地药店止有何首乌，无此藤耳。予曰：昨药系余亲见，其藤甚佳，君等或未用过耳。予知道不同不相为谋，伊等亦公然开方，并不予让。惟是日尽去温燥，改用黄连、石膏，而宫保服之，燥热有加无已。盖伊等只知用寒以治热，不知黄连苦燥仍能伤阴，石膏虽能清热而不能养阴，虚人服之，转伐胃气，虽《本草备要》之语，伊等未能全觉也。然是时宫保未能信任，总服二人之方，予屡告辞，堂官不肯放行。予曰：如此治法，必不能愈，设有不测，而予在幕中，将毋留以为二人所归过耶。堂官转禀方伯张公，公进见宫保，病果沉重，出见二医，语言荒谬，遂往告唐陶山方伯，盖陶山方伯乃宫保之同乡兼戚谊，寓居金陵而精通医理者也。二十二日早，陶山方伯来，细切脉理，遍阅诸方，出与二医及予相见，先问二医曰：先生们看大人究系何症？陈医俯首不言，林医曰是疟疾。方伯曰疟疾吾岂不知？但是何疟症？林医不能对方伯转而问予，予对曰：据愚见乃阴虚作疟耳，方伯曰：诚然，此当用小柴胡合四物汤加减，去川芎，重用生地，何方药并不及此。林医曰：服此即能愈否？方伯治已半月有余。愈治愈坏，吾仅一言，即当痊愈耶？虽然，如果重用养阴。症当大减愈亦无难。譬如天气亢热已极，不得一场大雨，何以回凉？但可下雨而不可下冰雹，冰雹亦能伤人，如黄连、石膏，冰雹是也，林医语塞。予问曰：养阴必兼归地，或谓当归助热不可用，奈何？方伯曰：何来此不通之论也。阅诸方前所服者一派温燥，不知助热，而当归反助热耶？当归虽微温而养阴，设使方中早能助以当归，尚不至阴伤热重至此，且夫生地阴中之阴，当归阴中之阳，阴阳相辅，动静相生，用药之道也，何可偏废？此不过以生地为君，当归为佐耳。言毕扶杖而入。二医赧颜而去。方伯复出谓予曰：先生脉案方药皆极通，惟尚轻耳。吾已与大人说明，以后惟子是任，子好为之。予以医多论杂为虑。方伯曰：此我自当之。我当间日一至，以辟群疑。是日予用大生地二两、当归三钱、柴胡钱半、黄芩一钱、赤芍二钱、赤苓三钱、甘草五分、会皮一钱，服后疟来不过两时许。即大汗热清，较前减四个时辰，热时亦觉能受。

后总本此法为加减，阴亏太甚，生地减至一两，即不复减，疟势渐轻，至月底不及一时，陶山方伯果常来，各处荐医虽多，宫保因已有效，一概辞去。予嗣闻方伯九月初三日回楚，恐又为他医所误，回明宫保，请九峰先生坐镇。先生九月初一到，诊后亦谓养阴为是，症愈在迩，不必更法。仍命主方稍为参酌，至初七日痊愈。是役也，初赖益斋夫子之荐举，中蒙陶山方伯之赏识，终借九峰先生之名望，克终其事。由此受宫保知，遂相契合。究之此方亦不过本景岳归柴饮意变化而出，乃用此治愈阴虚疟症，不啻数十百人，法甚平，不足奇也。惟陶山方伯议论高超，譬喻辟石破天惊，名言千古。予常志之不敢忘。

刘眉士治效

道光五年八月二十三日，子因宫保初服予方已有大效，予心亦定。因城北张佑溪协台屡次延请未去，是日午后往候。张公曾任镇江参府，本旧相识，见面顷谈，又代其夫人诊脉，为时既久，往来遥远，至起更方到察院，到则巡捕堂官群相问曰：先生来何迟？日间监试钱道台有条子来请先生进贡院代内帘刘奉贤县隔帘诊脉，因先生不在辞去，傍晚又具禀刘令病已垂危，求大人格外施恩，让刘令出场就死。大人勉准，适已出场，大人意要请先生去一诊，或尚有救，连问数次矣。予问究竟何如？众曰：适伊家人亦来求请，据云仆有一丝游气，半日不知人事矣。予至上房。宫保曰：先生来耶，我今日甚好。惟有内帘刘令，据监试禀称亦于初六日得病，今已垂危，恳请让伊出场就死，因其并未阅卷，姑勉准之。因先生高明，或能起死回生，亦大阴德，且吾亦同病相怜之意也。对曰：闻其病实已不治，治之无益，徒损贱名。宫保曰：此等病治之不效，岂复能归过于先生，惟念此人乃吾所取帘官房首，其文甚佳，功夫尚在，其房中当可多中几本好卷子，不意如此。然其文不似要死者。因命人将其文与予看，题乃举贤才，曰焉知贤才而举之。予看毕曰：此文果不似要死者。宫保问何以见得？对曰：其文清华，其气通畅，似有福泽之文，而又无发泄太尽之弊。且其书法端楷，到底不懈，未曾错落，其精神必素能完足，故论文字皆当不死。宫保曰：所论甚是。看文章面上请去一看何如？对曰：诺。时将二更且大雨，予乘舆冒雨至承恩寺曲折达僧舍，见旁空房一间，床架一张，堆草荐数条，床上靠一人即刘公也。油灯一盏，灯光如豆，阴冷之气逼人，呼其仆秉烛至，见其大汗如雨，面白如纸，二目直视，牙关紧闭，喉中痰涌，口角流涎，全不知人事矣。使仆探其下体，则囊缩遗尿。予曰：此死在顷刻，尚何治为。即欲辞去，适其群朴自贡院取行李回，互相拦住，且有跪者，皆曰先生去不得。予问何故，曰：主人素本寒士，幸得一官，尚未一载，今年四十一岁，尚未有子，一死实为可惨。先生乃抚宪请来高明。若不肯治，更有何人？况他医皆已回绝矣。今听凭先生要银多少，总要立方。予曰：行医计利，贱丈夫之所为，予岂为此不诊，奈此病情形实不可诊耳。伊等坚放阻不有泣下者。予忽转今其文不死，何其人之多死象耶？问闱中服药否？曰：天天服药，方在否？曰：全在。予索方细看，无非发散温燥，而热总不解，至十九日一方，麻黄钱半，羌活二钱，甘草五分，桂枝二钱，余想时邪十四日，忽服此方，其人即当死，何尚能活至今日，莫非与我竟有医缘乎？于是始为诊脉，细细推敲，脉来数大而空，俱欲离根，惟左尺尚有一线可按而得。予暗欢，此真读书人，惟知用功，不贪色欲，根本素能保守，虽经群药刀砍斧削，而命根犹有存焉者。于是用犀角地黄汤通心达肾，养阴化热，镑犀角三钱、大生地一两、大白芍三钱、粉丹皮三钱，又思所服温燥，一派伤阴，脉来甚数，阴不潜阳，当于养阴之中加介以潜阳法，非若大汗亡阳脉仅空大，当以参附回阳也。于是加左牡蛎一两、元武板五钱，外加橘红一钱、竹沥五钱、姜汁少许，以达其痰。谓其家人曰：既然服药，以速为贵，迟则不及。牙关紧闭以乌梅擦之必开，唯咽喉痰涌，药恐难下，此药得一半下腹即有转机，恐全不下而死，勿谤予也。

回时已近三更，宫保犹等信未眠，真菩萨心肠也。细询一切，色然喜曰：如此尽心，或当有救。明早伊家人来告曰：主人已转过来矣，予往问如何服药？前三分皆不受，后得一匙下喉，七分皆顺流而下。予见人事渐清，向予点头，但语言蹇滞耳。连进原方二剂，痰降能言，惟虽不大汗，而总未全止。知其表虚也，于主方外另仿玉屏风法，用黄芪皮五钱、防风一钱、五味子七分，一服而汗全止。嗣后方去犀角，加大麦冬三钱，高丽参一钱，减竹沥二钱，约十剂，改用黑归脾调理而痊。刘公名佳，字眉士，浙江江山县人也。先任奉贤，予曾一过访，嗣改调溧水，今已四载，音问未通，似乎于情较薄，不似宫保之卷卷不忘也。然闻其所至，爱民颂声载道，夫虽薄于我而厚于民，则亦不负予之救之也。

张伟堂治效

张伟堂二兄，吾乡南张榜眼公嫡派先居城南塞上，太夫人患疟，服凉药太多，病剧。其戚严嘉植素信予荐诊，知其本体虚寒，始以温解，继以温补而愈。嗣迁居扬州十余载，不相往来，道光五年十二月十七日，忽接严嘉兄信，据云伟堂病已垂危，诸医朝至以为暮必死，暮至以为朝必死，既如此，何敢复以相累。但病者忽忆当日母病系兄挽救，思得一诊，虽死瞑目，务恳屈降，死生均感等语。因其言直谅不欺，二十日渡江下，昼到张府，即上楼诊视，见其痰涌气急，坐伏茶几，一人两手扶其头，不能俯仰，十余日不得一卧矣，人事昏沉，不能言语，诊其脉滑数而大，虽已空象，而尺部尚觉有根。遍阅诸方，自八月服起，皆作外感治，尽用发散消导；月余后想觉人虚，易而为补，总以人参为主；后想因痰多气阻，又改用化痰；又或疑外感，加用疏解。现在诸医皆云不治，无药可用。惟一朱医与伟堂至好，一日数至，以二陈汤作丸与服，见症愈坏，束手流泪而已。予乃曰：此肾气上冲症也。诸气以下行为顺，今肺不清降，肾反上冲，气降则痰降，气升则痰升，故痰涌气急，不能俯仰，且其脉象甚数，似杂湿热阴虚，湿热不化，亦随肾气而上冲，若能纳气归肾，气降痰降，湿热亦降，可以安卧，可以调理，症虽重无妨也。于是用六味为君，以都气法，原本六昧，而六味她黄，古称为治痰之圣药，又秫为下焦湿热之圣药，有三善焉，皆合乎此症，故特用之。大熟地八钱、山萸肉四钱、怀山药四钱，粉丹皮三钱，福泽泻三钱、云茯苓三钱，外加北沙参四钱、杏仁泥三钱，以润肺降气，胡桃肉三钱以助纳气，福橘皮一钱，取其顺气而不燥。开方后予往候九峰先生，因即止宿，次日复请，予至门严嘉翁迎出，服药如何？曰：差不多若有不豫色。然予心窃疑之，至厅坐定，予问曰：药吃坏耶，何吾兄之怏怏也？曰：药并未服，正以远劳吾兄，又不服兄药，故不快耳。予闻未服药，心转定。因问何不服药？曰：朱先生坚称熟地不可服故耳。伊家闻予至，又请上楼诊脉，太夫人曰：昨方因有熟地不敢服，今恳另定良方。予曰：熟地乃此症要药，吾方君药，舍此更有何法。日闻所请先生不少，朝称夕死，夕称朝死，无药可治，今服熟地不合，亦不过死，况予尚许君家不死耶。此症服熟地则生，不服则死，服与不服，悉听君家，予无他方。下楼予即欲行，严嘉兄曰：今已将午，不及到镇，饭后兄仍住九峰先生处，明早动身可也。予唯唯。嘉兄又曰：此地有好浴堂，陪兄去一浴何如？予曰：甚好。正欲偕行，忽一人出告曰：老爷过矣，请严大太爷勿他往。嘉兄彷徨欲止，予笑曰：予诊脉未久，岂有死在顷刻而不知者耶。此不过痰厥，片时即苏，其尺脉根本尚在，保无虑也。转拉嘉翁出浴，浴罢而归，曰：醒久矣。时有伊戚邹翁亲闻予言，进告太夫人曰：伊言如此有准，其药尚不可服耶。半响其侄出，问今日如服先生方，可肯在此住宿否？予曰：服吾方，吾敢在此，不服吾方，吾不敢在此也。又半晌其侄出，问曰：如服熟地不合，可有解药否？予笑曰：今日如此谨慎，何不慎之于当初耶？药中佐使已解在内，不必过虑。盖诳之也。然后其家始肯依方制药，而尚止服一半，服后气痰渐平，已觉能俯，乃又进一半，觉痰与气随药而降，并能仰矣。迁延太甚已二鼓，后复请予看脉，脉亦渐平。伟堂并能说话，谓予曰：药真如神，但尚不能平卧，君能令我一卧则快甚矣。予曰：惜君家不肯早服予药耳，昨肯服药，今日安眠矣。虽然，明日保君酣睡无虑也，次日依方再进，傍晚服药，旋即能卧，卧则熟寐，三更始寤，以后予用药无复敢赞一词，而予总本初方，略为加减，地黄则始终未减分毫，八剂后其症大痊。余乃辞归，次年复请调理，煎方膏方悉本原方，盖伟堂素嗜虾油，每食不撤，其湿热甚重，因热生痰，因痰致咳，所用辛散，既诛伐无过，所用人参亦助热锢痰，因咳致喘，肾气上冲，犹以二陈丸治痰，岂不去题千里乎？惟六味地黄三补可葆肾气，三泻兼治湿热，于伟堂最宜。况痰之本在肾，肾安痰亦自减也。伟堂从此与予交好，不啻骨肉，太夫人及合家见予亦如至亲，予每至扬必主其家，虽九峰先生处不许复往。伟堂尝谓予曰：吾命由君活，不敢一日忘也。盖极情重人也。予自诊病以来，无不死中求活，而人情每过辄忘，如伟堂者岂可多得哉。

予尝谓伟堂曰：君经大病久病，所伤实多，不能徒恃药饵，我有八字赠君，君能守之，可以永年。曰：不动肝气，不劳心神。伟堂唯唯。至八年精神有复元之象，不意忽高兴办运，且办至一万数千之多，以数万之家资办二十万之业，必期获利，奈值汉阳滞消，其盐二载始轮，卖至十年，冬轮卖价又大跌，予尝曰：伟堂不可发病，发则不救。十二月初一，偶有微感，稍见痰咳，忽于初三日接汉信盐价亏至七折，其船又有淹消，一急而喘，遂不能卧。初四日急请予，适予在浒关，儿辈知我至好，飞信寄予，予初六日得信，即辞主人而行，初八日回镇，则初七日之讣音至矣。闻其三日内频呼冠仙救我，至死犹呼余不置。呜呼！其病当不治，然如此良友不得令我一握手一尽心，而竟溘然长逝，岂不痛哉！予初十日渡江往唁，抚棺一哭，泪出痛肠！遂挥泪书一联，悬诸灵右，曰：一药有缘五载中未尝忘我，千呼不至九泉下何以对君。

《仿寓意草》卷上终

卷　下

丹徒如眉老人李文荣冠仙著
绍兴裘庆元吉生校刊

浒关黄拙安治效

浒关黄翁字拙安，豪杰士也。其少君小香与予有金兰之好，予往来浒关有微名，翁之推许居多。翁素奉吕祖师，临乩擅赐，名曰鹤真。嘉庆间曾患不寐三月，诸医罔效。在祖师殿求签，得第十六签，曰支体魁吾气禀丰，纵然疾病不为凶，君能再得轩岐术，寿到期颐未改容。翁思据此签词，苏医总不能治矣。急买舟至扬，就九峰先生诊治。

先生用孩儿参三钱、夜交藤三钱、白芍二钱、甘草五分、灯心五十寸、鸡子黄二枚，每个点青盐三分，轻描淡写，颇似仙方，翁一服即酣寐。道光九年正月翁又抱恙，医至二月半后，愈治愈重，自分不起，命小香至祖师殿求签以卜生死，仍得第十六签，翁曰莫非我尚可活，但苏医不能，九峰先生吾不能请。李冠仙与吾家世好，请当来。连夜放船至镇，予念交谊，闻信即行，于二十二日开船，二十三日辰刻到毗陵，屈指二十四日始能到关，不意忽遇大顺风，船行如驶，酉初已抵浒关，不及五个时辰行一百六十里，在河道实所未经，岂非神助。到即进诊，翁已弱不能言，止低声曰：六兄救我。诊其寸关皆沉闭若无，惟两尺虽小而数，按之有根。出见案上有十全大朴方，候于是晚不至则服之。当有关医施朗山先生问予曰：此数人公订之方，不知可服否。予曰：年近古稀，气弱至此，十全大补，自应是理。但阅前方，人参、熟地所不少，并非不补，乃愈补愈坏，或者用补太早乎？翁素有痰患，今反无痰，而脉来上中二部皆沉闭，岂非痰因药补，胶固不活，阻塞气机乎？若尽由于虚则尺部亦应沉弱不见矣，故此方将来当可服，而现在则断不可服，恐痰更结而气更塞，竟至不治也。且其尺脉甚数，温补亦恐非所宜也。于是变化大半夏汤，用孩儿参三钱、半夏粉三钱、白蜜三钱、竹沥三钱、姜汁少许，千里长流水扬三百六十五遍，煎服。翁已十日不寐，服九峰先生旧方亦不寐，服予方后忽然安寐约两时许，寤即痰活，连吐数盂，心中畅快。请予复诊，则寸关皆起矣。方亦轻描淡写，而灵异如此，即予亦有所不解。三进原方，日见起色，见其脉总兼数象，渐加石斛、生地，十日即起床健饭，又去白蜜加陈仓法十日，饮食如常，精神清健，盖本火体，只宜清补，乃知前此皆参芪温补之误也。盘桓数日，予乃辞归，握别之际，翁谓予曰：兄似祖师意中人，何不皈依。予曰：惜身不能作道士。翁曰：何必道士，只在心耳。祖师以济世为心，兄亦操济世之术，以祖师之心为心即皈依矣。予曰：唯。长者之言，谨当书绅。然此正可见翁之为人不可及也已。

戴都统寸白虫治效

京口都统戴公字鲁望，大解出寸白虫，甚至不解时三五条自行爬出。予曰：此脾虚生湿，湿热生虫，虫有九种，惟寸白虫居肠胃中，时或自下，乏人筋力，耗人精气。其虫子母相生，渐大而长，亦能杀人。于是以归脾去芪，加苦楝根、使君子肉，又加榧子肉为引，公问榧子肉何为？对曰：能杀虫。问可常吃否？曰：可。公服药二帖，虫较减而未尽。公乃买榧子一斤，无事服之，日尽半斤许，次日又服，大便后忽下虫二尺余长，嘴尾相衔，以物挑之，寸寸而断。榧子肉原可治虫，而专用多服，竟除寸白虫之根，书所未载，可谓奇矣。后有李氏子，虫蚀其肛，有似狐惑症。予代调理外，亦教其专食榧子肉，亦下寸白虫二尺余而愈。然则斯方竟可传矣。

李青原伤寒治效

李青原兄，病伤寒头痛，项强背板，一身尽痛，甚恶寒而不甚发热，自服发散药无汗。予诊之，见其脉浮而弦，甚知其素来阴虚，不能作汗，以九味羌活汤去生地、黄芩，加当归八钱，一服得透汗而解。方本景岳归柴饮，景岳专用柴胡，只治少阳证，不能治太阳证，特变而通之。陶节庵九味羌活汤治江南伤寒最好，江南无正伤寒，不能用麻黄汤也。或议其黄芩、生地，不应见而用凉，然已见口渴欲饮，用之有效，否则不妨易之。予自治李青原后，每遇伤寒夹阴虚者，即以节庵景岳法参用，去芩、地，加当归，少则五钱，多至一两，无不得汗而解，三载以来取效不下数十人。然则斯法亦殆可传也。凡发散药，太阳经居多，阳明经则白芷、葛根、升麻三味，少阳经则柴胡一味。仲景小柴胡汤为少阳证而设也。疟症不离乎少阳，今人用小柴胡汤治疟症，未尝不可，乃景岳五柴胡供及正柴胡饮，皆用柴胡，太阳伤寒恐不能散邪而反引入少阳也。至叶天士治疟症，则又戒用柴胡，更不可解。今吴人患疟不敢少用柴胡，以致缠绵日久，甚有死者，皆其遗祸也。景岳名家，叶氏亦医中翘楚，一则重柴胡如此，一则弃柴胡如彼，岂非偏之为害哉。

郭秉和戒烟治效

郭秉和嗜鸦片烟，其瘾甚大，忽诣予求戒。予思烟瘾甚怪，书称诸怪病皆属于痰，痰病求之不得则属于虫，五脏之中，为虫所据，则精神血气皆不能自主，而听虫所为，烟瘾之怪虫为之也，诸病从虚而入，诸虫亦从虚而生。五脏之中何脏为虚，则烟毒先入，而虫亦先生，故同此吃烟，而瘾之来也迥不相同，或神疲呵欠，或腹痛异常，或时欲大解，或精泄如溺，种种不一，大抵何脏生虫则现何脏之病，至其时虫欲得烟，其瘾乃至，今欲戒烟，非治虫不可，而欲治虫，非兼补其虚不可。郭兄之瘾来时即屡欲大解，中气肾气皆虚。于是以补中益气合补阴益气，每日作大剂与服，另治药末，用贯众、雷丸、芜荑、鹤虱、苦楝、锡灰、槟榔、榧实、粟壳诸多杀虫之药，稍加烟灰为引，砂糖调服，命于瘾初到时仍吃烟一二口，使虫头皆已向上，即将末药调服，虫食而甘之，而不知其杀之也。伊本服烟二十四口，如法服三日即减去一半，又三日仅余于每早四口，粪后逐日下碎黑虫，细小而多。十数日早上四口总不能免，复请予商酌，予曰：既如此有效，有何酌改，想虫根未尽耳，子姑待之。又十余日，伊忽欣然来告曰：我早上四口烟亦戒矣。问何故？曰：余昨大解后似有物堵塞肛门，极力努挣，突出而下，视之如一小胞衣，破之则皆碎虫也。一时传闻皆以为奇，后有瘾小者，以所余末药如法服之，连治二人，此数年前事也。近日吃烟者更多，求戒者绝少，即郭秉和亦仍吃烟矣。嗟乎！我欲活人，而人皆求死，奈之何哉！

此嘉庆二十年前事，邪片烟初本二三换，后忽贵至十换，郭姓本不甚有余，竟吃不起，所以求戒；后烟渐贱，所以复吃。三十五六年来烟贱至半换，吃烟者十有三四，到处烟馆，虽卖菜佣挑浆老亦多吃烟，下至乞丐辈亦吃烟，即穷且病，甚至于死，而皆不悔哀哉。

徽州余姓治效

予三十岁时馆于京口，旗营呼协领家呼公六旬外忽得类中症，眩晕非常，头不能抬，夜不能卧，面色浮红。适万廉山先生宰丹徒，荐其乡亲唐朗山先生诊治，郎山以为虚阳上浮，以真武汤幽镇北方，用附子至三钱，合家疑惧，不敢服。朗山力主之，惟予赞之，一服而定调理煎方百余帖，总用附子五钱，丸药亦重用附子，统计服附子十余片，精神加旺，后不服药，寿至七十七岁。江西宜服附子而能用之于江南郎山先生，真大手笔也。一时称奇，予亦心服，常相往来，多蒙指教，其学问深厚，脉理尤精，并非孟浪用药者。十余年后，李进之兄油行徽伙余姓行二年三十岁，六月出门讨账，抱恙而回。医者以为受暑，投以清凉，忽变周身寒冷，热饮嫌凉。诊其脉沉细若无，知其体本阳微，虽当夏令仍属感凉，以桂附理中汤用附子一钱，如弗服也加至二钱，如弗服也加至三钱，身寒稍减而热饮仍凉，直加至五钱乃日见有效，计服附子二斤许，症乃痊愈。盖其家婺源皆服山涧之水，其性极寒，生斯地者体多偏寒，以寒体受寒凉服寒药，故一寒至此，医贵审时兼宜度地非易易也。然予之所以敢用重剂者，由先得叩朗山先生之教也。

大凡脉沉多寒症，而亦有不尽然矣。嘉庆十八年予往常州，有朱某者小贩卖人也，忽得奇疾周身畏寒，医投以温剂不应，因投以热剂如桂附之类，而其寒愈甚。爰求予诊，其脉皆沉，按之至骨略见疾数，知其为同气相求症也，以犀角地黄汤与之。朱本贱业，以得予至为幸，见方即服，一服而寒减，三服而痉愈。此等证候，身寒脉沉，未有不用热药者。不知其伏热在至深之地，一遇热药相引而入，并人身之卫阳亦随之而入，故外反憎寒也。朱姓幸服热剂不多，尚能挽救，若肆用热药，如郎山之治呼公及予之治余姓，不过数剂，真阴内竭，肝风必动，不可治矣。孰谓切脉之可忽哉。

李楚生眼病治效

李楚生三兄患目，二目皆病，左目尤甚，红痛异常，瞑不能开，勉强开之，盲无所见，头痛难忍，亦左为甚，尤可怪者，大渴欲饮，每日饮浓茶十大碗。蔡医以白虎汤投之，石膏每剂一两许，愈服愈渴，数剂后浓茶加至三十大碗，饮食不思，神烦不寐，终日终夜饮茶而已，两月有余，困顿已甚，乃延予诊。脉皆弦数而大，而右关数疾之中尤欠和柔，予笑曰：此非白虎汤症也。白虎汤乃伤寒时邪，胃有实热，大渴欲冷饮症所用。今因患目而渴，饮欲热饮，不欲冷饮，乃素嗜浓茶，克伐胃气，胃液干枯，求饮滋润，而其实润之者乃更伤之，故愈饮愈渴。彼石膏辈能治实热，不能治虚热，本草载虚人禁用，恐伐胃气，彼庸庸者不知，以为渴饮则当用石膏，而不知外感内伤有天渊之别，热饮冷饮有毫厘千里之分，率意妄投，不独损人之目，即损人之命不难也。其仲兄乃秀才也，问曰：闻目属肝，何患目而胃病如此？予笑曰：肝开窍于目，夫人而知之；乙癸同源，肝亏则肾亏，亦夫人而知之；不知五脏六腑十二经脉三百六十五络其血气皆禀受于脾土，上贯于目而为明，故脾虚则五脏之精气皆失，所使不能归明于目矣。以脾与胃相表里而为胃行精液，胃主降脾主升，胃降然后脾升，饮食入胃。游溢精气，下输于脾，然后脾气散精而上输于肺也。今胃汁干枯，胃气不降，脾有何精液可升，尚能归明于目哉！况病者肝肾本亏，肾不养肝，肝虚生热，热盛生风，以久虚之胃，木火乘之，故不独燥热难堪，饮不解渴。且胃无和气，直致饮食不思，胃不和则卧不安，故夜不能寐也。至目痛自属肝火，头痛自属肝风，而今欲治之，必先救胃，救胃必先戒茶，然后大养胃阴，并养肝肾。胃喜清和，得滋润而气自能降；木虚枯燥，得涵濡而火自能平；火平则风息，眼无火不病。头无风不疼，如此调治，症虽险无虞也。病者虑茶不能戒，予曰：非戒饮也，特戒茶耳。于是以菊花、桑叶代茶，而先投以养胃阴扶胃气重剂，十日后即不思饮茶。然后兼调肝肾，并或清肺以滋生水之源，或清心以泻肝家之热，千方百计，乃得渐痊。二年后其尊人亦得目病，蔡医以为能治，不必延予，而一目瞽矣。

柏邃庵协颁耳患临危治效蔚

京口协领柏邃庵，予三十岁时馆于其家，彼此契好，不啻手足，计今三十余年矣。邃庵方正从无淫邪，奈二十余岁初次进京，未知检点，竟不知于何处旅店蒙其不洁，头生颗粒，有似广疮，急延外科医治，想用搽药，随即痊好，而年余发下疳，外科调治久而不愈。予劝以仙遗粮汤下五宝丹，由渐而愈。邃庵最畏服药，愈后未经清理，后乃发为阴癣，腰以下腹以上蔓延无隙，其痒异常，然三十二年以来竟无他患。不意于道光十一年忽有教以医癣者，用紫荆皮为末，以白芨磨汁调敷。余闻之，再三劝以勿治，盖疥癣之疾不足忧也。设使治愈，必生他患，奈邃庵竟为所惑，不纳予言。日以二药裱敷下体，自秋徂冬，癣竟全收，不复作痒，欣然得意。

十一月望后忽患耳痛，就予诊脉，其时适值云汀宫保忽患吐红，专礼见招，是日诊脉后即束装赴省，余谓儿辈曰；邃庵脉象大为不好，恐有重症，而予适不在家奈何？儿辈唯唯。盖其一切如常，予言似不确也。赴省一月予接家信，据云邃庵病势沉重，有朝不保暮之象，请予速回，或可一诀。余不胜骇然，幸宫保慈已痊愈，随即买舟南下，一日达镇，即诣柏府看视，见其耳连项肿，稠脓淋漓，臭不可近，人则一丝两气，盖已米饮不下者九日矣。见余至亦不能多言，惟曰，弟虽来，吾亦不吃药也。询之伊子症势如此，何为不肯服药？据云一月之中所请内外科服药不少，大抵清凉居多，以致胃败，故邃庵誓不服药矣。予因转为邃庵曰：兄之病源，惟予深知，他人不及知也，不知者认为寻常之火毒必用凉药，须知此症不但不可用凉，且宜用温，兄如服弟药，三剂必然有效，如不效再不服药何如？邃庵闻以温易凉不觉首肯，予遂以归脾汤加减，另以五宝丹加西牛黄与服，三剂后臭味顿减，口味大开，精神渐振.邃庵问予何药之神也？予笑曰：兄之病根在三十年前，他医不及知，即兄亦念不及此也。兄当年曾沾染恶气，误服捺药，后变为下疳，愈后未经清理，渐化为阴癣，此癣为余气之出路，且周身之湿热皆从此出，原万无治理者也。奈兄误听人言，忽然欲治，居然治愈而究之风湿热毒从何而去，不觉上攻清窍，又值现与统军不合，告老罢官，虽素阔达，究非得已，心怀未免不畅，心寄窍于耳，故病发于耳也。医者不知，肆用寒凉，使热毒欲发不发，遏成臭气，异乎寻常。人之脾胃喜香而恶臭，此等恶臭积于胃中，胃气焉得不败，尚冀饮食之甘乎。且夫治余气之法，以升透为主。尤以扶正为主盖余气即邪气也，正气衰则邪气陷而入内，正气旺则邪气托而达外。常见庸庸者治湿毒之症，专主苦寒攻下，百无一愈，诚昧于医理也。兄之症情节过多，医更难明，动辄得咎，予用归脾汤法可以养心，可以健脾，可以扶胃，可以开郁，可以建中，可以托邪；而又用加味五宝丹诸多宝贵，败毒搜毒，专使外透，不容内蕴，用药得当，似乎通神，虽然现幸获效，仍须癣发，方许收功也。数日后癣渐作痒，十数日后癣遍下体，而耳患痊愈，饮食倍常。始终总此一方，并未改易。方余自省回，见邃庵光景亦疑不可救，而竟获速效，此其中殆有天焉。非人力所能致也。

李曜西子疟症误药几危治效

李青原之弟曜西，吾长子之襟兄也。其子于初秋患疟，医者为徐姓，延至八月中，忽请予诊。据云疟本寒少热多，多汗而热难退，徐医连投白虎汤，石膏每用一两，热较减而寒较多，现则寒后不能转热，有气自少腹上冲，疼痛异常，至不能受，约有一时然后淅淅转热痛，随热减热壮而后痛止，胸次饱闷，饮食不进，神情疲败。徐医屡用顺气止痛等法，全然不应。故请斟酌，余问何以用白虎汤？据云因病者热多渴饮，予问渴饮几何？曰热时约饮二十次，每次一茶碗盖。予笑曰：次数虽多，茶碗盖贮茶无几，虽二十次不足两碗，不算大渴，再问病人欲冷饮欲热饮，则专用热饮。予曰：据此则大错矣。书载白虎汤症，必大渴欲冷饮，而后可投，足见虽渴欲饮而不欲冷饮，尚不可投也。况并非大渴且欲热饮乎？且夫治疟之法，必寒能化热而后可愈，岂有寒本少而欲其寒多者乎！夫白虎汤在疟门未尝不用，然必热疟而后可。今症汗多热难解，明系暑疟，暑中兼湿故也。暑乃阴邪，热乃阳邪，岂可徒见其热遂以阴邪，而用阳邪之药耶？此必误用白虎致寒转增，而将暑邪逼入肝肾，以致肝气挟肾气上冲也。曜西问疟乃少阳症，何以转入肝肾？

予曰：五脏皆令人疟，而不离乎少阳，少阳胆经，胆在肝叶之下，肝胆相为表里，胆经邪热，为寒所逼，不得外达，则内传于肝，乙癸同源，则又内传于肾，余向诊令郎脉象，肝肾本虚，所谓诸病从虚而入也。当其疟来寒固因寒药而加甚矣。至热邪为寒所遏，欲达不达，转将肝肾之气逼令上冲，以致疼痛异常，神昏气逆，久之而热渐透，疼亦渐止，久之又久而热大透疼乃全止，邪气透而肝肾之气乃宁也。至始尚能食，今则全不能食，皆因石膏诛伐无过，大伤胃阳之故。曜西闻予议论，以为透辟，遂请入诊，诊得脉来沉象，按之弦数，左关尺尤为不静，右关沉而不数，按之无力。予曰：症本暑疟，无服热药之理，奈过服寒凉，邪陷肝肾，非附子理阴煎不可。虽然其法过大，诸公未免疑虑，权以当归建中改生姜为煨姜，投之以观进退，一剂后痛较减而热较易，渐欲饮食，二剂后痛又减而热又易，然肾气仍冲，而疟不能止。予竟用附子理阴煎，曜西尚在游移，予告之曰：桂桂附子之先声也，煨姜炮姜之先声也，归芍熟地之先声也，建中既已有效，又何疑也。建中虽能温中，不能纳肾气补肾阴以托邪也。今用附子理阴，以熟地一两纳气归肾，兼以平肝，即以托邪；加以附子五分、炮姜五分，温中散寒，领邪外达；当归三钱，和阴化疟。斯方也疟可以已，奈何不用，而任疟之缠绵耶？再三开导而后肯用，如方一服，不独肝肾安宁，而疟竟止矣。知者无不以为神奇，适云汀宫保招赴清江，未能一手调理，半月后予自清回，复请往诊，盖其疟已反，他医不敢用原方，虽轻不愈。予仍以原方投之，一剂而愈。愈后连服七剂，疟不复发，而饮食香甜，精神如旧。古人称有是病即有是药，不我欺也。庸庸不知，差若毫厘，谬以千里，戕人性命，如同儿戏，岂不深可痛恨哉。尤可恨者，成效在前，犹执己见，不肯遵循，真所谓下愚不移，不教诲屑者矣。

吴婿疟中又中热治效

吴泽之吾婿也，甲午岁馆于孩溪，夏秋之交，天时盛暑，致患暑疟，地无医者，唤舆来城，至晚到家，似无重恙，乃上灯时忽然昏厥，手足抽搐不知人事，惟时作笑，旋又身热如炭，烦躁异常，其时城门已闭，余不及知，天明得信，随即往看，举家慌乱，病者情形实已危急。诊其脉象洪数之中更兼躁急，夜间有刘医来诊，以为中暑。余曰：非也，此中热也，此热中厥阴也。热中足厥阴肝经，故抽搐；热中手厥阴心包，故善笑，中暑之脉数而兼濡，暑乃阴邪也；中热之脉数而兼洪热，乃阳邪也；此又兼躁急，乃素本阴亏；又中阳邪，有孤阳无阴之虑。虽然勿谓全未中暑也，其作疟也，其中暑也。因患疟而来城，由孩溪至城几四十里，至晚方到，则其动身必不早，连日天久不雨，亢热异常，一路烈日当空，四野又无避处，以中暑之虚体，日行于炎热如焚之中，有不中热者乎？故此乃先中暑而后又中热也。为今之计，且治中热，幸未服错药，似尚可救。以大剂犀角地黄汤加羚羊片三钱，犀角入心包以清热，羚羊入肝经以清热，生地辈则养阴清热。以化亢阳，外加竹茹、竹叶、西瓜翠衣凉心清热化痰以为佐，一服后人事渐醒，不复笑而抽搐，然尚神烦谵语，浑身不着一丝，三服后给知着裤，热退神宁。伊长兄渭筠素来友爱，见此十分欣悦，以为痊愈。余曰：未也。中热虽解，中暑尚未全解，暑疟尚不得免耳。后果复行作疟，其脉弦数之中总兼躁象，汗出不易。余知阴疟之故，于小柴胡汤多加生地辈甘凉养阴之品，真阴难成而易亏，又系胎疟不能骤止，十数贴后始能霍然。至次年乙未，馆于东马头夏间又患暑疟，张医投以清脾饮，更觉烦热异常，急急回家就医，余仍投以隔岁原方，两剂而愈。

兰如弟鬼病治效

兰如七弟吾胞弟也，又受业于予，入泮食饩品学兼优，学中拱服且素不好色，专恶淫邪，惟信阴阳，未免偏执。道光十三年有友郑某妻病莫治，托求仙方，兰如诚心设坛，乩竟自动降坛，诗句甚属清通，自称清风真人，兰如以为神异。然所降之方全无效验，此不过灵鬼游魂能通文义者之所为，非真仙方也。果仙也。方岂有不验者。奈兰如十分敬信，以为神仙竟可求而至。十四年元旦乃兰如花甲寿辰，忽独自一人辟居云台山道院，托言持斋诵经报母，半月后回家开馆，而早晚独处密室，不许他人窥伺，惟闻檀降香气彻夜不绝。吾弟兄久已分居。伊继室年轻不知道理，二三小儿女更不知事。听其所为，吾家竟毫无闻见，百日后兰如怡然自得，偶与余晤，谓吾子皆能诚信，将来欲传之以道。予询何道，谓予不信，笑而不言，予亦置之。忽于秋间伊家传兰如往往彻夜不眠，似与人吵闹，不知何故？中秋日兰如进城敬香，顺至予家似有话说，予适不在，怏怏而去。据内人云：七爷神情恍惚，清瘦异常，近闻其家称有鬼缠闹，光景逼真。奈何予因终日诊病，先能得暇，因思二十二日秋分年例祭祠。伊最重祀先，是日必到，可以面察情形·于是前期约伊早会，是日与合族在祠专候，直至日午而兰如不来，特着人往请，竟辞以病。予更着仆人率舆夫四人将舆前去强接而至，至则在祖先前伏地大哭，口称我如何该如此死法；且称我如此伤痛，他竟不许我眼泪出来。众人拉劝不起，予亲自扶起，见其面果无滴泪，予曰：据弟言是有鬼矣，论治鬼予实有专长，弟无虑也。祀事毕后，唤舆同至予家，予细加盘问此鬼从何而来，伊尚含糊，予笑曰：弟虽不言，吾已知之矣。此弟炼笔录招来之鬼也。兰如惊曰：兄何以知吾炼笔录？予曰：弟之生性志诚而愚，素信鬼神，闻去冬弟为郑姓设坛扶乩，居然有甚清风真人降坛，此不过一鬼耳。夫秦皇汉武求神仙而不得，千古奉以为戒，岂有我辈凡人设此乩坛即有神仙下降者。故夫今之扶乩者有二,一则全无凭借，自画沙盘，假托神仙，以之愚人；一则或遇游魂，居然乱动，误认神仙，转以自愚。究之愚人之害尚小，而自愚之害则不可胜言也。故夫清风真人实鬼也，而弟直以为仙也，神仙既可求而至，何不竟炼笔录使仙与我合而为一也。故弟吃报母斋至百日者，实炼笔录也。他人炼笔录十无一成，而弟独能成者，有现成清风之鬼魂，鬼欲附弟，而弟又求鬼，故一炼而成也，弟与鬼初合之时必有彼此相契之意，故弟以为神奇，而且欲传诸侄也。久之而鬼附人身有何好处，自然转生恶念，欲害弟命，鬼本利人之死也，甚且鬼生痴念，冀弟死而伊即借躯壳以回生，若此则逞其魑魅魍魉之术无所不至矣。愚揣度如此，然乎否乎？兰如曰：人鬼情形，皆被兄道尽矣。弟实因扶乩有灵而炼笔录，附弟者即清风真人，伊称前生文士，位列桂宫，五六两月以来常作诗文，文笔清挺，且甚敏捷，所作古风大有古气，非弟所能，弟深佩服，以此日复一日，契合甚笃，凡所谈论，无非文章道义，不意七月间伊忽语涉淫邪，弟切责之，伊亦托戏言而止。弟家素供观音圣像，十五日弟清早敬香，伊忽于圣像头顶幻出大红鞋小脚一双，弟不觉大怒，责问何亵渎神灵，无礼至此。伊言初亦善念，今不知何故变为恶念，如肯淫欲，可以相安，否则必致弟命而后已。从此之后，日以淫词亵语聒噪不已，偶见少妇略施脂粉，伊即幻其全身一丝不着，蛊惑弟心，甚即见一油头背面，伊即幻出背面全体以相惑，致弟不敢见妇人之面，八月以来，伊见弟心不动，遂于夜间作闹，使弟不能安眠，眠则幻作淫梦，欲遗而醒，弟谕以既然不合，何不便去？伊言能来不能去，已与我合气，除非弟死，伊方能去。弟言我亦何能即死？伊言或刀或绳，皆是死法，否则耗尽精神，亦不愁弟不死，弟不听其言，伊彻夜吵闹，睡则抓心，弟已八夜不沾床不合睫矣，伊言弟命亦在早晚，今见兄面不过一别而已，予笑曰：弟何愚也，死生有命，鬼何能为，且此鬼欲弟死而不能死弟，乃欲弟自觅刀绳，其伎俩亦可鄙之至，弟何惧焉！予又若与鬼言曰：尔既通文义，当知情理，吾弟如此敬尔，乃忽诱之以淫，且惧之以死，反脸无情，天良丧尽，足见尔生前有文无行，淫恶多端，天理不容，以致绝子绝孙，死后游魂无所依归，不自修省，犹思害人耳。然吾笑尔有害人之心，无害人之力，且有我在，我将以药治尔，不去则以火在鬼哭穴灸尔，不去则以针在十三穴刺尔，看尔如何当受。据弟云：鬼在腹中不时说语，似以说话为生气，弟与他人言，伊即怪弟不听伊言，更加吵闹，其音聚于耳底，竟致不辨人言。今与兄言语，伊即不吵，且若静听，不知何故，予闻之暗喜，据云鬼乃教门。不许弟吃猪肉。予是晚大烹肉食，强弟大嚼；据云鬼遇饮食之馨香者，虽相隔甚远而能嗅其气味由鼻入腹；予以大蒜汁调雄黄、朱砂末，令弟先涂鼻窍而后食，鬼竟不敢复嗅，盖鬼不能饮食，惟借馨香之气味以为养，每饭肉食既为其所恶，而雄黄，朱砂又为其所畏，间有合式之馨香又不敢嗅，则失所养而鬼气亦渐衰矣，予因谓弟曰：治鬼易，治心难，妖由人兴，鬼不自作，弟读孔圣之书，而于敬鬼神而远之一语全不领略，心多妄念，致受此累，从今以后，当正其心，不可信鬼，不必惧鬼，任彼多言，弟只将心拿定，听而不闻，鬼术自穷。而予又以药治之，不愁其不消灭也。是夜予与对床而眠，先制安神定魄，扶正辟邪汤药，临卧与服，又以云汀宫保所书“天地正气”四字，每字上有两江总督朱印，向闻字能辟火，兹又以之辟邪，悬于床后.又有家藏真藏香，嘱人于弟卧床后暗暗点起，予亲视弟卧，见其小衣不去，知其为夜间不眠地也，予责之曰：我再三教汝不要惧他，汝胆怯如此，鬼安得不放肆耶，逼令尽去小衣，且令人将衣远置他处，告之曰：有我在此，保汝安眠，不必作中夜起舞之想也。先是鬼不独不许弟安眠，且诱以彻夜舞蹈，因炼笔录时有持笔手舞一法，鬼诱以如此而来仍须如此而去，实欲耗其精神也。故我言及此，是夜弟竟熟睡至辰正方觉，予亦适寤，偶然一咳，据弟云鬼闻咳声在腹内吓得跄了三跄。予更暗喜，知予必能治之也。于是第款留在家，暇则以言语治其心，晚则以药石治其鬼，夜夜安眠，精神渐振。然鬼无我在前仍刺刺不休，服药后较为安静，而日间尚在胸次拱胀作祟，于是另制丸药，早服三钱，午服三钱，晚则进药，鬼势渐弱。一日弟述其言曰：令兄医道虽好，但我与尔合神，必欲治我，岂非两败俱伤耶！予笑曰：伊自称文士，究竟不通，夫神藏于心，神合则心合，心合则式好无尤矣。今弟现深恶而痛疾之，心之不合甚矣，尚何合神之有？彼此说话不过借气耳，弟如能听而不闻，将气亦不能借，尚望合神耶？一日弟又述其言曰：伊连日深自悔恨，先本欲致弟命借躯壳以回生，不意百般淫诱竟不动心，真是个正经人；又遇见令兄医道高明，连鬼之情形无不灼见，真乃我前生作孽，反陷于此，进退无法，望你转恳令兄设一良法，让我离去，感激不尽。予曰：借躯壳以回生，本其不通之想，世有暴死而鬼附以生者，其精血本尚存也。今伊欲弟淫欲而死，必定精枯髓竭，所谓无用之躯壳，伊些须鬼气即能回生耶？今伊既愿去，伊从何处来仍从何处去耳，何必求予。弟又述伊答言曰：伊本从口鼻而来，今屡次欲从口鼻挣出，竟不能去奈何？予曰。清窍即不能去，浊窍亦可去，伊尚嫌秽耶？数日后弟又述其言曰：伊言令兄吩咐浊窍可去，实属出路，我此时亦不嫌秽，但我屡次欲由浊窍挣出亦不能去，转恳令兄用药之中加何药品使我乘势而去，感恩无尽。予笑曰：小鬼头，敢欺我耶。夫正气旺则鬼气衰，正气衰则鬼气旺，一定之理也。今见弟正气渐旺，伊之鬼气渐衰，从前恐吓之术不行，乃为哀怜之语，骗汝以骗予，以为予即可信其言，因于药中加大黄、巴豆之类，大为攻下，冀其乘势而去，其实伊仅鬼气耳，大黄巴豆攻下有形之物，不能攻下无形之气，徒致无故攻下正气大伤，鬼气复旺，将更作祟，使予难治，伊视我为何如，乃敢如此见欺耶。小鬼头刁恶异常，我自能逐渐消磨，有如凌迟碎剐，以报其恶，将来连鬼亦不能成，尚欲何往耶？此鬼凡三变，七月以前居然文人，七月以后竟是恶人，遇予以后又似小人。予亲至弟家，将所作诗文、所供牌位一齐烧毁，嘱弟恐吓之言固不可听，哀怜之语亦不可听，总以不动心为主。伊千方百计欲动弟心，弟心动则可借气，心不动则伊不能借气，不能借人之气，鬼气自易消磨，听而不闻乃不动心之要着也。一月之中，予与弟同卧起，不时开导，加以药力，鬼气渐下不至心胸，语音渐飘不在耳底，而眠则无日不安也。九月二十日外赴清江，半月回镇，看弟光景未见大好，据云鬼见兄出门大为欢喜，以为此番准可要弟之命，在腹中颇不安静，因兄前有不去将针之言，闻有包姓针科请来用针，鬼将气拱在中腹，包姓即拱处一针，拔针之后觉气外泄，而鬼并未去，反行得意，夜间渐不安眠，精神渐觉恍惚矣。予默思治鬼原有针法，书所谓十三鬼穴一齐针是也。但此鬼已与人合而为一不能用针，前言不过恐吓之耳，不意弟不解而妄请针科，包姓又不解而妄用针法，所针又非鬼穴反为鬼所戏弄，致伤正气，正气虚则鬼气旺，所以又将作祟也。幸我早回，尚无大害，惟此故不能与弟直言，弟知即鬼知也，因慰之曰：包姓本不善针，而此鬼伎俩有限，亦无须用针大法，今我已回无虑也。弟言鬼见兄回，亦甚惧怯，现在此报怨命运不好，无生理矣。予曰：此无耻之魍魉；不必睬他。复将弟邀住家中。仍同卧起如前。调治二十日后。鬼气渐由中腹下至少腹。语音更远而低。且不成文。意欲拱腹无力而止。初时每大解后鬼必拱闹。正气稍虚也。两月余以来转觉大解后腹中稍快，鬼气渐消也。弟亦知鬼无能为，欲回家去住，予知无反覆，听其自便，惟丸药尚逐日令服，嘱全无而后已。弟回家后亦二十余日，而后影响全无，真如凌迟碎剐，鬼不成鬼也。所服煎方不外乎气血两补兼以定魄安魂，服丸方则生熟黄精、龙骨、龙齿、虎骨、鹿胶、犀角、羚角、琥珀、朱砂诸多宝贵灵通之品，镇心辟邪，外加桃奴、箭羽、雷丸、雄黄、杀鬼之药，又以羊肉汤和丸，因鬼系教门，投其所好，又借腥膻之气以散鬼气。知弟病者鲜不以为万无痊理，乃竟为予治愈，一时以为大奇，然此病固非予不能治，非弟素不好色不能治，而非亲兄弟而甚相好者不能治，不然徒知用药，而无千万言讲说之功，与数十日同住之久，亦安能获效哉。究其受惑之原由扶乩而起，今之以扶乩惑人者甚多，能毋闻之而警惧乎。

鬼之揶揄兰如，刁诈百出，变幻无穷，不能备述，此不过纪其大略而已。

刘松亭患疟转痢治效

刘松亭清江浦知名之士也，年将七旬，夏患暑疟，寒轻热重，医者朱某亦清江之翘楚，清江风气爱用大黄，不论风寒时邪，见热不退即行加用。朱某未免稍染习气，见刘公热重，即加大黄两剂，后遂变为痢，红多白少，里急后重，一夜二十余遍，年老之人又属疟后，委顿不堪。知予在浦，延请斟酌，予至见朱某业已定方，仍以大黄为主，予曰：痢疾滞下，大黄原在所当用，但此症非本来痢疾，乃疟变为痢，少阳热邪陷入太阴，在书为逆，若再攻下，恐脾气大虚，又属高年有下陷之虑，书称和血则便自愈，调气则后重除，似宜以此为主，兼用喻西昌逆挽之法，使邪气仍从少阳而去，庶为平稳。朱某亦以为然。嘱予立方，予用当归八钱、白芍八钱、甘草八分以和血也，加红糖炒楂肉二钱、木香五分、广皮八分以调气也，加川连五分、黄芩八分以清热也；外加柴胡二钱，以提邪出少阳，一服而大解通畅，滞下全无，再服而红白皆净，其家疑复作疟，而疟竟不来，盖皆化去矣。此方治虚人痢疾最宜，予屡获效，然非重用归芍不可。闻清江药铺见用归、芍至八钱以为奇，夫用大黄至一二两不以为奇，而用归、芍至八钱则以为奇，此邦之人狃于积习，良可慨也。

浒关顾某治效

道光九年予应浒关黄拙安之召，有顾某因与人忿争，忽然直立不能卧，诸医罔效，恳予诊治。予一见曰：此肝叶倒竖也。伊家惊问肝倒转来还能治耶？予笑曰：病患不能识，既识之易易耳。用小温胆汤加龙胆草，再加金器同煎，另以猪胆一个悬高梁上开一小窍，令胆汁滴下，将火炉药铫对准，使滴滴俱归中，俟汁滴尽药亦煎熟，一服而愈。举家以为大奇，嗣有关医虚心者，特向予请教，以为先生治法可谓奇效，但案云肝叶倒竖，而所用药品皆入胆经何也？应之曰：此安甲和乙法也。肝为乙木，胆为甲木，胆在肝叶之下，肝之庇荫若母子然，凡肝气上逆未有不胆气随之者，故平肝不及，不如安胆。譬如母携子出，与人作闹，劝母不依，姑以饼饵骗令小儿欲归，其母因爱子之故，亦只得息怒而去。且夫肝为将军之官，谋虑出焉；胆为中正之官，决断出焉；经以十一脏皆取决于胆，而肝尤取决于胆者也，故安甲木即所以和乙木也。关医闻之拜服而去。

丹徒县吴晴椒内治效

杭州进士吴晴椒宰丹徒，其夫人忽得异疾，每于梳头后胸乳间发紫斑，心中难过之至，约一二时许斑消心定，十余日不愈。乃请予诊，予问何不早梳头？曰：早梳亦然？何不迟梳？曰：迟梳亦然。会迟至申酉梳头亦无不然，第惟不梳头耳。诊其脉皆沉象，两关按之则左弦数而右滑数，予曰：此脾气也，而兼乎肝。左沉弦而数者，肝气郁而肝阴亏也；右沉滑而数者，脾气郁而湿热不宣也。夫脾主健运，肝主条达，今皆以郁故土受木制，湿热亦郁于脾而不化。脾主四肢，梳头则两手皆举，而脾气上升，湿热随之而升，故心胃之部外则发斑，内则难过；梳头之后手下垂，而脾气亦下，湿热仍归于脾，不复上扰，故病象暂退，而根未拔也。所幸湿热不重，只需和其肝脾，开其郁结，透其湿热，病自退矣。予进以补阴益气煎，以熟地平肝，以山药健脾，以柴胡疏肝，以升麻苏脾，以陈皮、甘草、当归调和其中，一服而愈，再进二服以善后，永不发矣。

谢蕉石先生间日不寐治效附戴六兄治效

谢蕉石先生江西人，原任开归道现扬州安定书院掌教，其人胆怯多疑。适虞运司有七情郁结之病而爱吃热药，扬医郑姓尽以桂附投之，镇江府学司训陈君更加石琉黄丸，以致脏腑烧烂，大便下血如烂鱼肠，犹不肯稍服养阴而死。蕉石先生素所交好，因此伤怀，转生疑惧，忽然间日不寐，不寐之日，夜固难过，而昼亦各病丛生，如头晕头痛，腰疼腿疼，心跳肉瞤，腹胀痛等症，或来或去，变幻无穷，惟得寐之日较为安静。扬医无能治之者，先生更加惶惧，延一张医字学林留住斋中，日夜医治，毫无效验，而病象更多，精神日减，隔江延予。即予初亦不解，不过育心宁心等药，亦无甚效。三日后予细想病情，审视脉象，不觉恍然大悟，盖其脉象三日以来大小疏数不能一致，有似邪脉，而察其神情并无外来邪祟，必三尸为之也。盖尝考之三尸，或称三彭，上尸彭琚住泥丸宫，中尸彭质住膻中，下尸彭矫住脐下丹田，三尸喜人为恶，不喜人为善，修炼家必斩三尸而后得道。然能斩之者何人，修炼反成疯魔，皆三尸为之也。至于人之运用，总在一心，夜寐则神静心藏，何反多梦，亦三尸为之也。人有隐瞒之事不肯告人，而梦中反自说出者，三尸喜揭人之恶也。夫心为君主之官，胆为中正之官，如果心正胆壮，三尸亦可安静。若心虚胆怯，疑惧环生，则三尸从中侮弄，病情愈出而愈奇，俗所谓疑心生暗鬼者实常有之，不必外来之鬼，大约即三尸耳。三尸谓之虫，又谓之神，极其灵异，虽守庚申者不能斩也。今蕉石先生心胆本虚，又生疑惧，故三尸得间之作祟。此非治三尸虫不可，但用药不与病人知，病人知之，则三尸虫知之，二竖之技量可畏也。于是与四少君细剖其理，嘱以开方，勿与尊人看阅，症始可治。少君有难色，谓家君不独阅方，且时本对草，焉肯不看方药？即另立药方，家君常常服药，稍有异味，要追究奈何？予思方不与阅不可，药全与知不可，好在先生有性命之忧，而十分信予，当可进言。因于进诊时谓之曰：大人此症调治良难，然能不究方药，则予煎方外另有丸方，可保一服即效。若大人必知何药，则药必不灵，予技已穷，只好告辞。先生因予言激烈，只得答应。予因另开丸方，皆杀三尸虫之药，加以宝贵镇邪宁心之品，是晚正值不寐之期，以二煎汤药下丸药三钱，居然一夜安眠，从此以后无夜不寐，精神如旧，二十日来并无反覆。予即告辞归里，蕉石先生云：病已痊好，不敢屈留，但早晚必得一人看脉才可放心，并愿送银一两在此过夜，当请何人？予对曰：府上本有张先生住此，何不仍请伊来。张医脉理颇好，时运未通，一两一宿，必然情愿，好在无须伊另用药也。于是将张学林请来，予告之曰：大人此症甚奇，予幸猜着，特荐先生来此，万勿更方，先生住此，大人痊愈，即算先生看好，亦可得名，不与先生争功也。伊似甚感佩，再三问予究系何症，丸方何药，予如不告，恐其多心，因大略告之曰：此因疑生虫，不过用杀虫之品，加朱砂、琥珀以宁心育神耳。但治法药不与病人知，幸勿说破。次日予即辞归，乃七八日又专差过江说病已反，逼予到扬，予至谢府，先晤四少君，问病何故忽反？少君曰：此张先生之害也。家君本时访丸方为何药，总对以冠仙先生不知在何处合来，实在不知，乃张先生来，家君再三盘问，伊即言略知一二，大抵朱砂、琥珀之类，家君即将予唤进大声呼斥，谓予明知不言，朱砂如何吃得，人家以毒药杀汝父，汝亦不言耶。从此以后不吃丸药，仍间日不寐，诸病丛生。张先生无法可施，只得又来奉请。予闻之，亦着急之至，进见蕉石，即恳予曰：先生救我。予曰：予前本救大人，不敢毒杀大人也。病已愈二十日予始辞归，予之治法，本嘱大人不问药始有效，奈大人多疑，必访何药，张医不知医理，告知大人，因此不服丸药，除此之外，尚有何法耶？大人曰：吾今再吃丸药如何？予曰：再吃亦断无效也。是夜正当不寝，大人嘱煎药人加丸药三钱在内，临卧服之，依然不寐，次日难过异常，吃饭时忽请予进内，谓予曰：先生看我如何？时二月初春寒不减，大人重裘皆大毛也，乃忽皆脱去，止穿丝绵小袄，而大汗如雨，将小袄湿透胸膛坦开热气腾腾，据云近日每饭必然大汗，今日仅吃饭一口而汗即如此，直截不能吃饭，奈何先生务要救我。予想三尸虫因知昨晚药内有制他之药，故更幻出此象也。予因此转得灵机，因慰之曰：不必过急，容予思之。盖汗虽心之液，而饮食时多出于胃，蕉石性多偏好，其饮食非极热者不吃，其胃本有积热，三尸故得借此作祟，今借治胃热，暗加一治三尸之药，假设其词，使病人知其药而不知其用，三尸虽灵同二竖，亦不知所避也。少间谓之曰：大人不寐之症尚可缓治，而此大汗倒甚可畏，急需挽救，不然恐汗脱也。伊本心虚胆怯，闻此急求治汗。予曰：大人果然顾命，从此饮食不可过热，而胃中积热已多，必须重用芦根带凉带通，汗可渐少；但芦根必须常服，而其性颇凉，恐服之又生泄泻，必须更得一药可制芦根，不至泄泻。如二术健脾可制泄泻，而未免过燥，与芦根不合。再四思维，止有黄精一味，脾肾双补，可与芦根合用，不改其清凉之性，而又可不至泄泻也。蕉石即要本草来看，予即将本草赞黄精功用处指点与看，而内有杀三尸虫一语，伊本不留心，而予不等看完即令拿去。伊怕出汗，即令速买二味，芦根二两，黄精三钱，当晚与服，是晚吃饭亦即无汗，是日本当寐之期，夜固安静，明日当不寐之期仍服二味，汗既不出，夜得安眠，从此煎方，以二味为引，夜夜安眠，诸病皆无。予屡告归，伊家款留不放，直至一月后始得旋里。四少君问予前丸方何以无黄精？予告之曰：此用药之道也。此等怪症实不经见，予精思而得之，所用丸药十致味，多方以治之，以为当可有效，尚留一二，以为后图，设使竟用完了，后被张医说破，岂不束手无策耶！此道若十六年事也。越十五年，咸丰元年，又有戴六兄之症。

戴六兄字槐卿，素亦心虚胆怯，偶住场下空房独宿，颇生疑惧，忽觉背心微寒，渐觉周身怯寒，因而睡去，似入黑暗地狱中，绳捆索绑，难过异常，欲喊不能出声，欲动如石压住，恶境多端，不能细述，夫来必待有人来带推带喊，得以醒来，如出苦海。次日另移卧地，而噩梦依然，从此神情恍惚，饮食不甘，睡则噩梦难受，或炎热时盖薄被犹嫌凉，或夜回凉不盖被犹嫌热，或夜间大笑，或白日大笑，不笑时问之，彼并不知。由场下回扬，觅一汪医诊视，与以归脾汤宜乎合式，乃二三剂后，觉心忽然落下，自觉有声，从此五日不寐，全非归脾汤之故。只得过江觅医，先就蒋医某诊，蒋以为阳虚用桂附等药，正值长夏炎热非常，伊不敢服。转就予诊。予诊其脉，大小疏数不一，知是三尸虫，因疑惧而作祟，与蕉石先生同。因告之曰：此症非寒非热，奇幻百出，医家鲜能知之者，兄既遇我，可保必愈但必不看药方，如看药方，予断不治，伊素知予，深信不疑，所有药方命伊子来取，予见面即于补胆养心药中加以黄精，嘱临卧服，即得安眠，不做噩梦。然其所现之症，大有祟气，恐其所住空房本有阴邪之气，以致三尸藉此作威。又另合丸，方用黄精为君，佐以犀角、羚角、龙骨、龙齿、鹿霜、虎骨、龟板、雷丸、朱砂、琥珀诸多宝贵灵通之品壮心胆，而通灵明，制服三尸。又加箭羽，桃奴，兼制邪魅之气。又嘱用上等朱砂大块包藏顶发内，二十日来，不独噩梦永绝，而诸恙全无，不似当年蕉石大人之难治。此等症候，古书所无固由，予看出睡梦颠倒皆三尸为之之理，亦由书称药有不与病人知者，真不我欺也，《内经》论梦甚详，亦各有因，如阴甚则梦大水，阳甚则梦大火，上盛则梦飞，下盛则梦堕，甚饥则梦取，甚饱则梦与，皆有至理。夫人寐则心如死矣，神尽藏矣。梦又谁为之主？非三尸神为之而谁为之哉！虽岐黄未言及此，而予因神明所通，所治二症现有明效大验，殆亦开千古不传之秘也欤。

邹姓传尸痨治已得效被人打破一症

西门外打索街邹宅同裕旗老家也，有寡居八房次子吐红，请某医诊治不愈，转请王九峰先生诊视一次，亦未见效，转嘱请予。予见其子年将二十，生而肥白，病虽久并不消瘦，吐红不多已止，惟食入必吐多日，已纳谷食，神情疲惫，脉来不甚细数，而大小疏数不一。予细询其家曾有此症而死者否？则其父死于瘵，长子亦然，今及次子。本来在中堂开方，即病者所住房外，其家房屋甚多，予拉某医及其陪医者另至一厅，去病者住房甚远，因告之曰：此非寻常怯症，乃传尸症也。某医年轻，初出诊病，不知何为传尸，告之曰：此症乃有痨虫，历代相传，由长及幼，可以灭门，其虫之灵，甚于二竖，男子由肾传心，心传肺，肺传肝，肝传脾，至传脾则修炼已成，其先尚容人进食，彼亦资其精气，至修炼成则不容人进食矣。今食入必吐，无法可治，奈何？某医问古人岂无治法乎？予曰：治法虽有大概无，惟仲景先师有獭肝丸一方最妙，予曾在扬治过一泰州人，果然有效，系加獭肝于老六味中，三料而愈。共用好獭肝三个，然其病未久，虫尚未成，故可得效。后遇此症甚多，虫或将成或已成，虽有獭肝，亦不能治，今症已传脾，不可为也。且獭肝一月生一叶，必至腊月十二叶变化始全，功用乃大现在初秋，其肝不过七叶，以变化未全之獭肝，治修炼已成之房虫，有何益乎？论此症本无治法，果能纳谷不吐，尚有生机，今再四思维，止有鳗鱼汤一法。予见《东医宝鉴》载人家染传尸痨，相继死者，不一而足。后传一女，虑其复传，竟将此女抛弃水中，渔人网得，见其尚生，适值鳗鱼旺产，船上以鳗代饭，即以汤饮之，其女渐苏后，日以鳗为食，痨虫遂死，其女犹生，即为渔家妇。本草亦有载鳗鱼能杀痛虫者，今若觅鳗鱼一条，煎汤与吃，但不可说是鳗鱼，只说是脚鱼汤，用以滋阴，或可不吐。但得一日不吐，即日日以此汤饮之，连粥食亦可不吐矣。从此调理，可望杀虫活命。俟至冬间，再觅全獭肝，合丸与服，可以除根，但制虫之品万不可与病人知，即传尸二字亦不可与病人说，二竖子之利害，真可怕也。故今与诸君说话，必远隔病者，卧室少走风声，仙丹无用矣。其时某医漫听漫应，全然不解于言，其家依言，觅有小鳗一条，煎汤作脚鱼汤进，居然不吐，另有煎方亦不吐，明日如法仍不吐，且能进粥十数日来，药食与鳗鱼汤杂进，全然不吐，纳谷渐多，居然望好。予适欲赴苏，特嘱其家及某医药方不过敷衍病人，全靠鳗鱼，但不与病人知一言，须牢牢切记，不可视为闲话也。予赴苏一月，中秋始回，至家则邹姓日日着人请予，至其家则吐病已反几十日矣。问何以故？则九峰先生到镇，某医本扑名之徒，欲恭惟先生，逼伊家请诊，伊家言李先生治已得效，又何必请九峰先生。某医以为李先生乃九峰后辈，今李先生有效，再请九峰参酌，其效不更速耶。邹姓乃听其代请某医，先将予传尸虫之论问九峰以有无，先生答以所论真确不诬尔，初学不知耳。某医又将鳗鱼，汤治法告之，随同往邹宅，九峰腿足不便，须人扶持到房中，诊视后扶至中堂坐下，与卧室仅隔一板，而先生年老恍惚，略坐片刻，忽大声曰：此传尸症也，有虫之患必得大鳗鱼一条，用老僧尿壶同陈仓老米煨烂，合捣为丸，服尽则其病可愈。但不可与病人知，此虫极灵，人知则虫知，不肯受治矣。九峰本重听耳聋之人，言语声高，病人朗朗听见，九峰去后，伊家如法合药，急与病者服，到口即吐，再以鳗鱼汤与服，亦到口即吐，病者亦知非脚鱼矣。伊家尚向予求救予曰：前法已是无中生有，幸而获效，闻一月以来大有起色，如能全好，岂不于难治之症得一妙法耶！不谓破此法者，转在九峰先生。然此皆某医多事之过，且无记性之过也。如记予言，将先生请之后厅，虽大声无害矣。今实无法，只得告辞。后闻诸医杂进，日见其坏，即于八月内死矣。病者尚有一弟，予嘱其速速过江，到同裕去躲避，不可见兄之死，盖尸虫之传人，往往即在人死之时也。今闻其弟尚未接此症，可谓幸矣。此症已得效，被人打破，而犹记之者，予思鳗鱼竟能治痔虫，只要于未成势时，尚少知觉，未具神通，日食鳗鱼，竟可治之，保人性命。所望人家，有此害者，早为防备耳。

徐氏子怪症

徐某予季秾兄之亲也。予初诊病，兄荐予至徐家诊其子之病，予至其家，见其子始八九岁，立于大厨之榻床上，以手敲厨环连连不住，貌甚清秀，面无病容。予问何病？其父谓敲厨环即病也。予笑而不解，其父曰：且请少坐，还有病来。予见桌上有一方，药三味，芫花、牵牛、大戟，乃张在韶之方也。亦初看未服，忽然声音，其子跌倒在床，旋又扒起将身弯倒头面，出于两脚后，片刻忽又跌倒，扒起身往后弯头面出两脚前，中腹挺起如桥，亦片刻忽又跌倒，扒起仍靠厨敲环，据其父云前幻象甚多，连日变此样耳。恳赐治法，予曰：此冤孽病也，想此子前生乃教戏法之师父，因教小儿，至于伤命，今此小儿来报冤耳。不然此等翻跟头学且难能，何自然而无苦耶？问其眠食如常，惟起床后则有如许异样，盖小鬼头力量有限，尚不能致人于死，全靠医家妄用攻下；伤其正气，乃能索命耳。以后断勿服药，惟多为超度，可望解结也。隔数日遇其父问令郎愈否？则曰：连日不翻跟头，逐日打聊叉矣。又隔多日，见其父问连日如何？则曰：连日不复打聊叉，起床即逼人将伊倒竖，只得将椅靠板壁，将伊头向下脚向上倒竖起来，从朝至暮，并不难过，且要剪子剪纸作人为乐，惟饮食需人喂之，至晚则安眠如故。予曰：此真冤孽光景，尚不至死，何不请高僧放焰口以解释之。时竹林寺恒赞大和尚颇有道行，予嘱令亲往拜请，又数十日遇其父问令郎如何，伊笑对曰：先生真多情人，小儿不过蒙诊一次，而月余来见面必问，可谓难得，今告先生小儿痊愈矣。问何以愈？则竹林寺大和尚放焰口之后，一日忽然而愈。此症予初诊病，阅历未深，未敢妄治，而犹记之者，一以见病之奇，一以见冤冤相报，择术不可不慎也。予从来不信释教，自行医后常见鬼神邪祟致成疯魔之病，治无不效，而必嘱服药时放焰口一台，无不即愈，乃知鬼需冥资，竟非诬也。徐父已死，徐子现存，住花巷内。予曾见之，念书未成，年将半百，大有呆形，全非幼少时清秀之貌矣。

缸瓦厂张大兄鼻渊治效

张瑞郊大兄，予世交也。忽得鼻渊症，伊家常延徐医，因请调治两月有余，浊涕浓臭不减，更增鼻塞不通，头昏而痛，徐医自称所用之药，皆古人鼻渊治法，查书可证，奈此症最难治耳。张大兄不得已来就予诊；情形恍惚，予诊脉毕，谓之曰：症非难治，但治不得法耳。初诊立方，令服药三帖，鼻涕大减，鼻全不塞，头不昏痛；再诊原方加减，令服七帖，竟痊愈矣。照方令加二十倍，熬膏常服，以杜后患。有伊友问予曰：他人医两月余无效，而加病，老翁一见以为无难，一二诊而果痊愈，何其神也。予笑应之曰：此非足下所知也，行医必知古方，不知古方有合用者，有不合用者，全在医有灵机，不可泥古也。况鼻渊一症，古方全不合用。予向过浒关适有总办张姓正患鼻渊，诸医不效，托总库黄拙安恳予诊治，予阅所服之方，无非泥古法者。盖古方治此症，大抵用辛夷、苍耳辈通脑之药，殊不思《内经》云：胆移热于脑，则心頞鼻渊。今不知治热之来路，惟用辛热之药上通于脑，脑愈热而臭涕愈多，日久脑虚，头昏头痛所由来也。治不得效，甚有谓之脑寒者，经明云胆移热于脑，何得胃之寒。夫鼻渊由脑热而来，脑热由胆热所致，只需凉胆，使无热可移于脑，脑虽有余，热自由浊涕而去，何愁病之不愈哉！予竟将此理开于脉案，方用犀角地黄汤，以羚角易犀角，清补肝胆。盖胆在肝短叶之下，相为表里，清胆必先清肝，甲乙皆得所养，则不生火而热自清。再合温胆汤，重用竹茹兼清肺胃以化痰，药煎成后入猪胆汁少许以为引，一药得效，数服痊愈。今治张兄之病，予若不思而得者，盖有成竹在胸也。其友闻之，称拜服而去。

余泰符子邪祟治效

余泰符在西湖布业，其子因夷乱后家道中落，心多抑郁，人事改常，曾经自缢，得救未死，嗣后虽不疯，而如痴已数年矣。道光三十年患目羞明起翳，医半载未痊，特诣天长眼科医治，多服发散，目患未愈，转生痰火，曾经半夜投河，救起后更痴呆，不言不语。兹于咸丰元年回里，就医非止一人，大抵清火化痰作疯病治，方以龙胆泻肝汤为主，而痴呆更甚，饮食减少，作呕作干，头痛少寐，目患亦丝毫不减。因来向余求诊，其脉滑数有之，而不甚有力，且疏密不一，询其大疯数年内不过二次，总要自戕，并不惹人，且必避人，现在全无疯象，惟有呆象，多服苦寒，不独伤胃，不思饮食，且胃不和则卧不安，每每夜不能寐，心何以宁，神何以育？予知此症乃阴分大亏，沾染邪祟所致，邪祟者，非必有鬼魅，或空房暗室久无人住，阴气甚重，集久成祟。遇气血亏虚之人，祟气即乘虚而入，使人如疯如魔，痴呆不语，病名淹殜。又即《左传》所谓：晦淫惑疾也。盖左氏载医和之言有云：天有六气，曰阴阳风雨晦明，过则为灾。内有云：晦淫惑疾，淫者过也，晦太过则中人而成惑疾，有如邪祟。今此子乃中晦气，并无邪鬼依附，治之不难。然有鬼之疯，只要将鬼驱除，即无后患。此无鬼之魔，虽将祟气驱除，而气血两亏，调补不易。且脏腑久为祟气所据，神魂不能自主，加以本身三尸，再喜与外邪结党助虐。今外邪虽去，恐三彭尚不能安静，治愈后仍宜大补气血，使正气充足，邪不能干，即三尸亦寂然不动，而后可能痊愈也。于是以煎方养阴育神，另制丸方镇以宝贵之品，通以灵异之品，使祟气逼处不安，而本心之虚灵由渐而复，每日以煎药下丸药三钱，五六服后言笑如常，寝食亦皆安适。其丸方与治戴六兄方大略相同，其药一料，不过三两。予嘱以再合一料，兼服煎方峻补，以杜后患。惜乃翁吝啬，竟不肯从，仅要一膏方而去。现在病已若失，后来反复与否，非予所知也。

《仿寓意草》卷下终

李冠仙医案

目 录

一、田展初内治效

田展初五兄，予至好也。嘉庆十四年，伊远馆吴门。其内染时邪之症。医者皆用伤寒药，发散升提太过，其热不解减。又皆竞用寒凉，如黄芩、黄连、山栀、石膏之类。连进多剂，热仍不减。面转通红，头皮作痛，手不能近，近则痛甚，病势沉重。医皆曰："邪已入里，无法可治。"又换某时医，于前药中加犀角、羚羊角。谓："只此扳剂，再不应，即不治。"适其内兄李进之亦予至好，知予素解岐黄，邀予一诊，以决生死。

予诊其脉，上脉浮大而空，两尺沉细欲绝。虽气微弱，不欲言语，而心尚明了，并不昏迷。询其："欲饮否？"曰："不欲。"询其二便，大便少而稀溏，小便清白，少腹有痛意。予急曰："此戴阳证也。"此素本阴亏，不能潜阳。今时邪误作伤寒治，温散太过，虚阳上浮。治宜引火归原。医者见其烦躁，不知其为龙雷上升，侵犯清虚之府所致。反以为热邪传里，肆用寒凉，阳即欲回，归路已阻。再用寒药，不独腹痛，自利症必加重，而无根之阳，将一汗而亡。奈何？

于是径用真武汤，劝其速进。病者知用附子，断不肯服。以为我烦热如此，如何还服此热药？伊兄劝以汝服凉药已多，而转火炎于上，兹方称引火归原，或当有效。今已危急，何不试之？劝之再三，勉进半剂。本已十日不寐，进药后，不觉安睡两时许始寤，头皮不痛，面赤全退，腹痛亦止，心中不烦。乃复索药进剂。

次日延予复诊，其病若失。细询平日本有上红之恙，生育亦多，其阴本亏，故阴中之阳易动也。改用附子理阴煎，服一剂，又专用理阴煎，服三剂后，以八珍加减调理全愈。

半月后展初自吴门归，向予申谢。且言幸伊不在家，其妻得生，否则必死。予问："何故？"展初曰："如此热象，群医皆用寒凉，而子独用大热。且子又不悬壶，我岂能相信哉！"予曰："然则，足下亦不必谢予也。是有命焉，不可强而致也。"

二、颜凤尧内治效

田展初居荷花池巷，其比邻颜凤尧先生，丹阳名医，在此悬壶，医辄有效，诚老手也。其田姓之症，亦曾临视，惟为群医所哗，未能独出手眼。嗣闻余治法，深为佩服。适其尊阃亦染时症，先生年将古稀，本有半身不遂之恙，恐诊脉不准，转延医诊。而医者不识其病，先生亦不自解，乃延予诊。

时当盛夏，病为时邪，人事昏沉，壮热口渴，渴欲热饮，虽热嫌冷，家人以炭炉面烹百沸汤与服，犹云不热。脉来洪数而滑，惟右寸见沉，实热症也。而见寒象，又非热极似寒，医者之不解在此。予也踌躇莫决，忽尔机来。因问主人："尊阃有甚旧恙否？"主人曰："无。"予曰："非必有大恙，或年高多痰否？"主人曰："此诚有之，每日约吐三碗许，转觉爽快。"问："今病几日？"曰："五日。""病中吐痰否？"曰："无。"予曰："得之矣。"主人问："何以得之？"

予曰："时邪乃热症，脉亦热症，而寸口独沉者，肺气为痰所遏也。一日吐三碗，五日不吐，积痰当有几许，阻塞肺气，上下不通。内虽甚热，气不得上，口鼻吸入，无非冷气，至喉而止，亦不得下。肺气通于喉，今为痰所阻，故肺以下则甚热，喉以上则甚冷，是非先用吐法，吐去其痰不可。虽然不易言也，沸汤下喉而不热，痰之胶固非常，肺之闭塞已甚。虽用瓜蒂散、栀豉汤等法，恐格之不入，不足以搜肺脏、提肺气，而鼓动其痰。是非仲景麻杏石甘汤不可。”

主人曰：“麻黄乃夏令所忌，今值六月盛夏，虽时邪非伤寒，麻黄尚可服乎？”予笑曰：“药不执方，相宜而用，古之训也。今痰阻肺脾，非麻黄之大辛大热，不能搜肺活痰。且是方也，有石膏之寒，以制麻黄之热，有杏仁之降，以济麻黄之升，有甘草之甘，以缓麻黄之急。非同正伤寒之用麻黄汤，专取辛热表散也。”主人曰：“内人已过花甲，设服之而大汗不止，得毋有亡阳之虑乎？”予曰：“药有监制，既已申明。且麻黄肺之药也，下喉必先达肺，肺气开提，痰涎必活，活则涌吐，药随痰去。麻黄之性轻浮，岂能入腹作大汗哉！况时邪亦须汗解，吐中有发散之意。石膏乃白虎汤之主药，《金匮》治中暑之首方，色白入肺，兼清阳明之热，散清并施，邪热从而得解，未可知也。”

主人曰：“此药准得吐否？”予曰：“麻黄大力入肺搜痰，痰结既开，势必上涌作吐。”主人曰：“理解明透，更无他疑，竞请立方。”予用麻黄八分、杏仁三钱、石膏五钱、甘草一钱，嘱其即服而去。

次日未明即寤，回忆昨日之论，自笑愚忠太过，然细思无误也。清晨不待请，即唤舆往探。见其医室已开，急趋而入，主人出迎，予不及寒温，急问曰：“如何？”主人笑应曰：“其效如神。”予心乃定。

细问服药片刻，立即吐痰升许，不过微汗，外感已退，人事全清。予入内复诊，改用犀角地黄汤，一服热减，再服全愈。是症也，非细心切问，安得其门而入哉。夫望而治之谓之神，闻而知之谓之圣，问而知之谓之工，切而知之谓之巧。神圣工巧，谓之四诊。缺一不可，吾见今之粗工，假装时派，每至人家诊病，仅一搭脉，遂即开方。主人欲细告病情，则曰我今日有数十家延请，岂能为一家耽搁。

嗟乎！三部九候，全然不知，又不肯问。草菅人命，莫此为甚。虽庸医杀人，不闻偿命。然冥冥之中，罪安可逃哉？予自懔之，兼望医者共懔之。

三、笪豫州治效

笪豫州患瘅疟，单热不寒，已经两月。从未有汗，每日壮热六时许，形瘦骨立，实已危殆。其堂弟笪东洲予友也。欲延予一诊，以定死期。予诊其六脉弦数，全无和柔之意，而按尚有根。予知其素来好内，肝肾俱亏，加以大热伤阴，阴不化汗，邪无出路。医者不知，所用不过达原饮、清脾饮、小柴胡汤等，如何得汗？

予曰：“症虽审而从未服对症药，尚可为也。”乃用景岳归柴饮，柴胡一钱五分、当归一两、甘草一钱，加大生地二两，令浓煎予服，服后进热米汤一碗。不过一帖，大汗而解。

四、藤村侄治效兼及诸小溲不通治效

大侄小村，小溲不通，已至三日，腹膨急胀，至不能忍。先有京医连进通利，不通愈甚，急觅予诊。予见其肺脉独大而数，知其素来嗜饮。因问：“连日饮何酒？”藤村曰：“近因酒贵，常饮烧酒，三日前有小集，饮烧酒且甚多。”予曰：“是矣。”时端阳节后，急令买大枇杷二斤，恣意啖食。另变补中益气方法，去党参、黄耆、白术、当归，惟用陈皮一钱、甘草梢八分、醋炒柴胡五分。

一时许，小溲大行一大钵而愈。伊急遽中未暇问故，予亦未言。后至松江华亭县，刑席邵瓣莲有沉疴甚奇，每发当腹痛非常，而先必溲闭，百医罔效。必小溲自通，而腹痛乃止。其症少时即有，至四十外乃更甚，适当举发，延予一诊。

肺脉独大而数，与藤村侄同，予问：“素嗜饮酒烟否？”曰：“皆有之，而水烟尤朝夕不断。”予曰：“是矣。”以与小村侄方，去升、柴，加黄芩、知母与服。服后小溲大行，腹痛亦止。

伊问：“予病如何？何药之灵也。”予曰：“肺为气之主，又为水之上源。《内经》云：‘膀胱为州都之官，津液藏焉，气化则能出矣。有属中气者，中气不足，溲便为之变；有属肾气者，肾与膀胱相表里是也。而其实气化之权，肺实主之，肺在人身主乎天气，天气常清明而下降，肺气清肃而下行，上源行乎所不得不行，下流自有所不得而止。而有所不行者，虚也，热也。虚则气不足以行，热则气反逆而上。肺气不行，则诸气不行。通则不痛，痛则不通。

今溲不通而腹乃痛，肺脉独大而数，症经三十年。此先天肺热，后天烟酒积热，日伤肺阴，肺失清肃之令，故病易发而亦渐重也。以后将此方常服，且戒烟酒，可望不发。”瓣莲佩服。请将所论书一通，并药方裱糊收藏。连服二十剂，后果不发。

盖尝观群兽焉，有肺者有尿，无肺者无尿，知肺之关乎小溲者多矣。小村侄用升柴升提而邵兄不用升柴加黄芩、知母者，何也？小村曾服利药，愈利愈不通，气行更结，非加升柴以提其气，转不能通。如酒壶然，壶嘴不通，揭其盖自通也。邵兄未服利药，而热久而重，故不用升柴而加黄芩、知母也。虽然，勿谓癃闭之尽在清肺也。

吾乡钱光斗之弟妇张氏，产育用力太过，正气大伤，三日小溲不通。予用补中益气汤全方，姜、枣引，加冬葵子三钱，一服而通。写真华秋岩内怀孕六七月，偶因下阶，一跌坐地，腹中坠胀，小溲不通半日。予知胎气震惊压膀胱，亦用大剂补中益气，姜、枣引，一服而通。此皆用温补升提，治在中气而不在肺气也。

其冬葵子或用或不用者，一则癃闭三日，以葵子引经通之；一则仅半日许，提其气而溲自行，毋烦通利也。

后又有丹徒县署吴晴椒明府所请钱席胡晴麓恙已愈后，大解数日未行，一日登厕数次，力努干结不出。是日晚登净桶约一更许，极力努挣，大便不来，而小便反闭。次日自用车前、泽泻等药通利之，而仍不通，腹加胀。

又数日延予，予曰："大肠膀胱相隔一间，分道而行，本不相碍，今因直肠胀满，挤合膀胱，小溲无路可出。此非膀胱自病，虽多方通利，终不得通，徒增胀满耳。"

予有一法。众问："何法？"予曰："止有下法耳，下其大便，小溲自通。"时众人皆不以为然，以为小便不通，反通大便，殊难相信。且病者年已六十有四，又值病后，连日怕胀，又不敢多进饮食，如何能受下剂？众口难调，予亦辞去。

第三日又来敦请，晴麓本与予金兰契好，万不能辞。至则胀已至胸，盖又杂进单方，如促织草帽圈之类，有入无出。直至胀不能动。予曰："在书大便不通，有四五十日无妨者，而小便不通，五日必死。今已三日，再延二日，神仙不治。此症下或不死，不下必死，奈何？必欲置之死地耶？"予言至此，众不复言。

而其如君独奋然曰："三日以来，愈治愈坏。今日竟请立方，虽死不怨。"予索纸开方，西潞参三钱、于术三钱、当归身三钱、陈皮一钱、炙草一钱、炒柴胡一钱、炙升麻六分、煨姜二片、大枣二（枚），众皆诧异曰："先生说要用下法，何开此补中益气汤？"予笑曰："诸公勿急，尚有加味。"爰加生大黄三钱、元明粉三钱。

因告众曰："大便阻塞小便，固非用下不可。然是病有三虚：年高，一虚也；久病，二虚也；不敢纳谷，三虚也。此三虚者，诸公曾言之，予岂不知之。故是症非下不可，而非用补以用下尤不可。古人黄龙汤用参以用下，玉烛散用四物以用下。今用大剂补中益气，然后用硝黄以推荡之。大解行，而膀胱路宽，小便亦自畅行，而正气不陷，相辅之道也。不然，予岂孟浪用下者哉。"其乃爽然，制药与服，一时许，大便畅行，小便随至，源源不绝，几半净桶，腹中畅快，病乃若失。以上五症，皆小便不通。四用东垣补中益气法，而变化不同，法则仿古，用则因心，神而明之，存用其人。

五、牙痛治效

吾友赵义之牙痛缠绵，月余不已。忽诣予要方，诊其脉，左关尺数，以六味地黄汤加升麻三分、柴胡五分，与之。曰："此药服后，未免更痛，然片刻即止矣。"次日，告予曰："昨服药而卧，忽然痛不可忍，急得骂汝，后竟安寐，天明不知牙痛之安往矣。药既对症，又多此一痛，何也？"

予曰："齿乃骨之余，而肾主骨。足下肾水太亏，肾火上浮而为牙痛，故用六味全剂，补之泻之。然其浮于齿牙之热，不能下降至肾，不若用升柴以透之。升透之时，未免较痛，然所用无几，而补泻之力甚大，阴能潜阳，火不复上作痛，且得安寐也。"义之本通品，闻之拜服。后予以此方治肾虚牙痛者，无不立效，更胜于景岳玉女煎。

武生盖七，下牙床作痒，至不能受，不寐者累日矣。偶值予求治，予笑曰："此大肠风也。"上牙床属足阳明胃，下牙床属手阳明大肠，大肠有积热，热生风，风生痒。问："大便结否？"曰："结甚。"以调胃承气小其制，加生地、槐花、荆芥、防风与之。一药得大便畅行而愈。

六、龚玉屏子椿官治效并后不治之验

龚玉屏，予少时第一交好也。其子椿官十六岁，自在杨管店务，当事亦太早，忽受暑而归。发热头胀，倦怠少气，心烦渴饮，天柱倾欹欲倒。予用人参白虎汤，其家以时症用参为疑。予曰："先天气弱，暑又伤气，脉象数而甚虚，非参不可，且必佳参。汝等不信，多请先生斟酌，当可决疑。"再三谆嘱而去。

是时天气炎热，病症甚多，予至晚回家。则其叔坐等已久，予一见即问曰："尔侄服药如何？"曰："尚未。"问："何以不服？"曰："君教我多请先生斟酌，我连请七人矣。"问："伊等云何？"曰："止钱觐杨先生欲改用党参，徐寿东先生以为君当不错，其余皆以为不可用参。内有焦医尤以为不可。曰'时邪用参，如吃红矾，入腹必死。'众言如此，不得不疑。而寒家素服君药，亦有不效，又不敢服他人之药，特再请教。"

予曰："予只道此法平常，医者当无不解。今若此，更何言。但令侄今日不服此药，明日即不救。子速回家制药与服。尚有不测，余当偿命。"送至门，又嘱曰："予愿偿命，君或不肯，此方人参一钱，银三十两。不测，予定当罚出。君纵不要，听凭散于穷苦，予决不食言。若不服，至不救，其责在子。”次日大早往视，已一药而愈矣。

嗟乎！医道之不明竟至于是耶？《经》云：“热伤气，”又云：“壮火食气。”盛夏酷热，烁石流金，未有不伤气分者，故治之必顾气分。孙真人生脉散、东垣清暑益气汤、丹溪十味香薷饮，皆人人共见之方，未有不用参者也。至人参白虎汤，乃《金匮》中暍专主之方。《金匮》乃医圣仲景之书，是不足法，更何法也！

且夫椿官之症，乃中暑，非时邪也。时邪者，春当暖反凉，夏当热反寒，秋当凉反暖，冬当寒反温，为四时不正之气。感而病者，谓之时邪。至风寒暑湿燥火，此六气者应时而至。本天地之正气，人或不慎，感之为病，直谓之中寒、中暑而已，不得混谓之时邪也。

今椿官当暑中暑，而混指为时邪，病且不知，何竟谤予之用药哉。论椿官之虚弱，清暑益气可用，因其大渴欲饮，恐黄耆、白术过于温补，故用人参白虎。予本细心斟酌，尚几为前辈所误，椿官幸免矣。而当世之冤魂何可胜数哉！喻西昌曰：“医至今日，生民之厄运也。”诚哉！是言也。

椿官廿一岁，自常贩布回家，自称有恙，延予诊治。时十二月初一也，其症外似洒淅恶寒，内则烦躁觉热，舌赤无苔，溲黄白浊，脉来洪数无伦，按之空象。谓之曰：“子如回家，一路恐有外感，而内又亏虚，攻补俱有未便，迟数日再诊可也。”因密告其叔曰：“令侄此症真不治矣。奈何？”其叔曰：“伊起居如常，饮食尚好，何至不治？”予曰：“子原难解，俟至春来，予言自验。”后屡请，予坚辞，且遇伊家亲友，遍告以椿官复病，予并未一诊，恐将来受谤也。

伊家只得另延他医。初云无妨，继则无效而加重。至次年正月十八日溘然长逝矣。后有他医虚心问故，予曰："此不难知也。冬见夏脉，书称不治。伊脉洪大无伦，在夏脉尚未太过，而见于冬令闭藏之日，且又无根，肾水告竭，肝火独旺，木生于水，无水之木，何以应春气之发生乎？如树木然，当冬令闭藏，莫能定其生死，至春则生者生，而死者死。人身一小天地，肝木应乎春气，根本既拨，故知其死于春也。"

七、蔡姓时医治效

镇江北门蔡姓世出时医，友人戴半山蔡氏婿也。一日诣予曰："有舍舅病重，请兄一诊。"予以蔡姓多医生辞之。半山曰："其症诸蔡皆看过，均回不治。惟予叔岳欲以附子肉桂扳之，不能决，请兄一决。"随唤肩舆逼予同往。时病者在半山金珠店管事，故半山可以作主也。

至其室，审其症，乃时邪十一日矣。大抵羌、防、柴、桂、枳实、楂炭、厚朴、苍术、草果、炮姜之类。其症则燥热非常，人事昏沉，耳无闻，目无见，舌卷囊缩，死象已具。其脉弦劲疾数，不辨至数，惟按之尚未无根，病中以未大解。

诊毕，半山问曰："桂附可服否？"予曰："桂附万无服理。"然此药误已深，实属难治。姑请伊母出来商议。其母出见，予问曰："汝家看此人到底是死是活？"其母曰："先生何出此言？"予曰："汝家若以为未死，则予不敢多事，恐药不能救，归过于吾。吾何为来担此恶名哉？若汝家以为必死，则予尚觉有一线生路。"其母曰："吾家诸医皆已回绝，先生若能施治，生死不忘。"予乃曰："时邪热症，治以辛凉，非比伤寒之症治以辛温。且伤寒下不厌迟，时邪下不厌早。三五日内热重便闭，即当用下存阴。今时邪误服伤寒药，佐以温燥，意在推滞。不知愈燥愈结，火愈炽而真阴耗矣。真阴根于肝肾，肾开窍于耳，肝开窍于目。肾脉挟舌本，肝脉络阴器，今目瞶耳聋，舌卷囊缩，大热伤阴可知也。症本不治，而予谓有一线生路者，幸脉尚有根。非症重至此，药误实多。为今之计，仍非下之不可。然古人急下存阴，阴未伤也。今下已迟，阴已伤矣。宜用玉烛散法养其阴以用下。”

于是用生地一两、当归五钱、加大黄三钱、芒硝二钱、甘草一钱，与服。夜下黑粪，次日热退，诸症皆退，仍进养阴清热。又次日往诊，半山出迎曰：“余亲又复发狂，奈何？”予入诊，见其骂詈不避亲疏，果有狂象。予曰：“无妨。”仲景曰，下后发狂，再下则愈，一下未尽故也。仍以前方与服。

明日往诊，据其家云：“昨下更多，几半净桶，后继以血。”予疑此方不应动血，及见原方，忽有人添桃仁三钱。予曰：“此无怪乎有血矣。”伤寒有蓄血症，其人如狂，下其血则愈。重则用抵当汤，轻则用桃仁承气汤。今下后发狂，并非如狂，何必用桃仁动其血哉。所幸脉静神安，症已无妨，惟养血药要多服数帖耳。后代立方，总以地黄阿胶为主，幸无复参议者，而其疾乃瘳。

八、包式斋治效

包式斋患尿血二年未痊，后觅予诊治而愈。盖肾虚人也，偶然伤风，某医发散太过，转致喘不能卧者累日，急乃延余。余曰：“咳出于肺，喘出于肾。肺肾为子母之脏，过散伤肺，母不能荫子，则子来就母，而咳变为喘，肾虚人往往如此。今已肾气上冲，脉来上部大，下部小，而犹以为风邪未尽。更加发散，无怪乎喘不能卧也。”与以都气全方，加紫衣胡桃肉三钱，纳气归肾，一药而愈。

越三年后，又因伤风，某医仍肆发散致喘，不能卧者三日。又请予治，曰：“此与前症无异，彼昏不知，子何毫无记性耶？”曰：“因伊在舍诊病，偶贪顺便，不意至此。”予曰：“无他，仍服前方可也。”其内因夫病着急，忽得笑症，终日哑哑不止，亦求予诊。其左关寸皆数甚，予曰：“膻中为臣使之官，喜乐出焉。此肝火犯心包络也。”与犀角地黄汤加羚羊角，次日复请予至，则笑病一药而痊。

而式斋则夜仍喘不得卧，惟下半夜稍平耳。余曰：“异哉，何药之灵于当年，而不灵于此日哉。”细诊脉象，上部大，下部小，实属肾气不纳，毫无他疑。静思良久，因问：“昨何时服药？”曰：“晚饭后。”予曰：“是矣。今可于晚饭前服药，当必有效。”次日问之，则喘气下，一夜安眠矣。伊问：“何故？”曰：“药本纳气归肾，饭后服药，为饭阻不能直达于肾，故上半夜全然不效，下半夜药性渐到，故稍平也。今于饭前服药，腹中空空，药力直达肾经，然后以饭压之，肾气岂有不纳者哉。”嘱其多服数帖，后加十倍为丸，常服。并嘱偶有外感，不可任医发散，其症乃不复发。

盖尝览《石室秘录》陈氏假托乱方，直至岐伯、雷公、华佗、仲景，古之圣神，无不毕集，可谓怪诞。至其方药议论，亦甚平平，而大其制，一药必数两，一方必二斤。万难取法，惟其主意先分治法，则群书罕见，可称独得之奇。如教包式斋饭后服药，即内卧治法，是下治法也。是故医书汗牛充栋，而除《内经》《难经》，仲景《伤寒》《金匮》二书，无可疵议。其余则各有所偏，亦各有所得。惟在学者自知所取，而勿尚其偏而已。然则不读书固不可，而读书亦岂不贵善读哉。

九、厉登铭疯症治效

厉登铭五兄，住城内演军巷，予后门外之贤邻，又予之密友也。初秋患疟少汗，予治之。始以和解，继以景岳归柴饮加生地一两，姜皮三分，得透汗而解。知其好内嗜饮，阴虚居多也。疟三次即已，精神亦甚减。

是晚城南走火，伊命家人秉烛至大门口观看，忽谓家人曰:“适地坊老爷过去，汝等见否?”是夜遂疯，喊骂大闹，掷毁什物。且持厨刀欲杀其妻，妻躲至床下，伊更跳闹不止。次日大早急请予，予至其室，伊正持破碗欲伤人。见予至，忽然放下，称予曰六哥。予见其有怯意，似予有以镇之者，因更自提精神，正言厉色，谓之曰:“坐下。”伊即坐下，曰:“将脉来诊。”又问:“因何胡闹，欲杀尔妻?”伊则满口秽语，谓妻王氏与狐狸在墙内如何等疯语。予不复闻，惟嘱好好坐着，不许胡闹，否则予将治汝。伊亦应承。

予至厅，家人出云又大闹矣。亲朋满座，问予何法。予曰:“诸病从虚而入，邪祟亦以虚而入。厉兄本疟症初愈，疟发于少阳胆经，疟后受伤，其胆必虚，适遇邪祟乘虚入胆而成疯。且厉兄平日之胆最小，一语不敢伤人，琴瑟之好，称为最笃。公忽欲杀人，且为素所爱敬者。疯则胆大，岂非祟据其中而有以使之耶?

夫疯字从风，有风象。然疯之或重或轻，犹风之或大或小;疯之忽发忽止，犹风之忽起忽息。邪祟之中人而成疯也，未尝不凭借人身内风之力，而鼓动乎肝。因木生风，因风生火，因火生痰，痰火相搏，势乃大张，而令魂魄神明皆扰乱而不能自守。虽然，今幸邪祟初入，譬如匪人初至旅邸，左邻右舍，并无相识，其势尚孤，驱逐亦易。若夫今不治，盘踞既久，巢穴已固，风鼓其势，火张其威，痰助其力，如恶人居久定而党已成，则驱逐良难也。”

于是用温胆汤，京制半夏三钱、化橘红八分、云茯苓三钱、生甘草五分、麸炒枳实七分、鲜竹茹三钱，加粉丹皮二钱、龙胆草一钱，同煎，外加朱砂三分、猪胆汁少许，和服。此方专于泻胆，使邪祟不能宁居。又兼清火化痰，使邪祟无所凭借。法虽平常，竟一药而愈。后以十味温胆，以沙参代人参，以生地代熟地，且重用之。以生地能补胆，贼去关门法也。连进四帖，神志如常。

此嘉庆十六年事，时尚未识王九峰先生。后先生闻知，适见脉案，深蒙许可，遂相往来。予视先生为前事师，而先生以予为忘年友矣。

十、吴预生疯症治效

吴预生，诸生也。在邹同裕淮北信阳盐店管书启。其店有空房，吴爱其静。一日忽大疯，屡用刀自戕，救之得不死，其店急用人送归。适其家与予相近，令人使来就诊。半晌数人将疯子扶持而来，舞蹈而入。予出，疯子即寂然不动。

予如诊厉登铭法，予上座，使之下坐，正容壮色以诊其脉。脉象或大或小，或疏或密，或结或促，知其邪祟无疑。厉声谓之曰："尔遇我即当去，不去，我将在鬼哭穴灸法针汝。虽然尔来路远，我当嘱伊父多赠汝盘缠。"予说一句，伊应一声，旁观无不称奇。

予知其邪祟重而且久，气血暗伤，先以参地两补之。加犀角、羚羊、琥珀、朱砂、龙齿、虎骨、龟板、鹿角，诸多灵通宝贵之药，以通其灵性，以镇其神魂。譬如正人君子，巍然满座，邪人自不能安。此药入腹，邪祟自逼处不安而思去。

又仿喻西昌法，用羊肉汤一碗为引，使邪祟借腥膻之气味而出。惟药不与病人知，恐二竖避入膏肓也。又嘱其父曰："此实鬼祟，信阳来路甚远，务请高僧施食，多烧冥资，以践予多赠盘缠之言。"时四月十九也，二十日伊家旋食服药果愈。

十一、常镇道刘公治效

常镇道刘，名载，字竹湄，岭南人也。由山东济南府保举赴都，自都赴镇。刘公久病未愈，欲请一儒医诊治。当有王惹山明府保荐徽召，刘公即烦王明府先看，随后差内使持帖延请，予因往诊。询其病源，乃泄泻已四阅月。天未明泻起，至晚不过五六遍。而进京去京一路医治，总无效验。

予诊其脉，诸脉皆平，肺脉独大，按之见数。予曰："此肺移热于大肠，乃热泄也。"公曰："予一路来往皆值冬寒，屡遇风寒，反致热泻乎？"予曰："据公言当为寒泻，据脉象实为热泻。右寸属肺，肺与大肠相表里，独见数大，故知其移热作泻也。脉象大于他脉数倍，自诊可知。且公一路所服可系温燥药否？泄泻时可热有声否？"公曰："皆然。"予曰："岂有寒泻服温燥而不减者？岂有在腹为寒，泻出转热者？岂有寒泻急迫作声者？《经》曰：'暑注下迫，皆属于热。'岂有止有寒泻而无热泻乎？"公自诊其脉，亦觉肺脉独大，辨论既明，疑团尽释。予乃用天冬三钱、麦冬三钱、孩儿参三钱，以养肺阴。加泻白散、地骨皮二钱、桑白皮一钱、粉甘草五分，以泻肺热。又加茯苓三钱，以为分利，怀山药五钱，以顾脾胃。定方后，公问："可服几剂？"予曰："二剂后再诊。"公服一帖，日间泻止，惟余天明一泻，服二帖而天明之泻亦止。

第三日因公无暇，未请诊，亦未服药。而次日天明之泻又来，又急请诊，问何以故。予曰：“一百三十日之症，可以一药而止，不能一药除根。再服二帖，病当霍然。虽然，诊公之脉，沉部颇有数象，似乎尚有伏热。泻不难止，恐春气大透，木来生火，变生他症。须预为诊治，不可大意。”公曰：“予急欲赴扬矣，月余乃返。再当请诊可也。”十日即返镇署，且急延予，称有重症。

予往视，见其面左部自头至顶，半边全行红肿，左目肿合不能开，上下唇皆厚寸许，心烦意乱，自谓此次定当告病去官。予诊其脉，洪数有力，而无浮象。予慰之曰：“无妨也。此症似乎大头天行，而实非也。此久有郁热，热郁成毒，春透木旺，借肝气发生，热毒上达。肝位于左，气由左而升，故病在左。所喜六脉根本甚固，尚能胜病，月余可愈，无庸告病而去。”于是用东垣普济消毒饮子，而去其升柴。以症无外感，火发于肝，延炽于胃，其势已甚，不敢再为升提也。且加犀角、羚羊角，清肺胃以清肝，恐其上犯咽喉也。大便屡结异常，加调胃承气以下之。十日后，火势渐平，肿亦渐消，知其血热阴伤，加丹皮、生地以凉之。

每帖药计四五两，始多苦寒，继加甘凉，而总不用发散。其始尚用桔梗、薄荷二味，取其辛凉疏解，后并此而去之。症虽日减，而刘公见予每曰：“我病莫非有风寒，先生何不散之？”予曰：“无有也，不可散也。”嗣后跟随诸人见余至，即扬言曰：“主人之病，只要发散即愈，惜未发散耳。”予若勿闻也者。惟每至署，见辕外有医轿一顶。密询之，乃李某也。其人虽医生而不务医学，专务结交各衙门号房，巴结家人，希图引荐。今闻刘公病，无门可入，访予方药，不用辛散，乃扬言一散即愈。托其家人耸动其上，以图觐见。刘公虽未之信，而无免有疑，啧啧者所由来也。

至二十日病已痊愈，惟偏左头内，尚觉沉闷。刘公问予叹曰：“症虽承先生治好，但将来未免头风之患耳。”予曰：“何故？”曰：

“先生总未代我发散也。”予曰：“诺。今日竟用发散何如？”公辗然色喜。予乃用小发散方，荆防不过数分，尚另加监制，谓之曰：“公恙实不可发散，服必无效，今姑用之，以除公疑。”又另开清凉养阴、镇摄肝风一方与之。曰：“服前方，平平则已。没有不适，再进此药则安。”次日进诊，公曰：“昨日了不得，服药无片时，即觉火势一轰，似觉头面复欲肿大，头晕眼花，急忙伏枕。虽然难过，幸后方亦已煎成，服下始定。看来不能发散，诚如先生之言。”

然窃闻风善肿，风宜散。又闻有大头瘟症，属乎风火，亦用发散。而予症似之，其风火独不可散何也？予笑曰：“公之恙非‘风火家人，乃火风鼎也。’风火者，因风生火，风为本而火为标，泻其火而风自息。试观天地之道，极热生风，得大雨施行，天气清凉，而风亦顿息。俗所谓煞风雨也。今火风之症，若误作风火论治，妄用发散，譬如炉火已旺，而又以大扇搧之，火岂有不更炽者哉。”

公二十日服寒凉重剂，统计约五六斤，而始进发散小剂，即如此火上头轰。若初起误进发散，将火势焮腾，焦灼肌肉，蔓延咽喉，虽有善者，奈之何哉？若夫大头瘟症，予岂不知。其初起也，恶寒体重，头面俱肿，必兼表象。两目鼻面肿起者，阳明也；耳前后并额角肿起者，少阳也；脑后项下肿起者，太阳也。三阳多表症，故可先加表散。

公恙初起，毫未恶寒恶风，面肿于左，肝部也。公岭南人，地气温热，秉赋偏阳，京官十数年，饮食皆用煤火。官山东六年，亦用煤火。火毒积蕴已久，北地风土高寒，积而未发。今至江南水土不同，又值春深肝旺，肝火冲起，久郁之火，上犯阳明，致成此症。故治法只宜消毒泻火，《经》所谓“高者抑之，不可散也”。公曰：“已病不知，经先生之论，恍然大悟。而今而后，直以性命相托矣。”调理十余日，头之沉闷亦愈。公意深为器重，乃后竟信李某之谗，与予绝迹。

未一载，已知李某之诬，复延予，予却之。又二载，刘公卸事住扬，不知得何病症，后亦延予，仍却之，而刘公死矣。此中殆有数焉。

十二、陶文毅公治效

宫保陶云汀夫子，于道光五年抚苏。适办海运，夏秋季往来上海，亲至海隅，相度机宜。旋又莅金陵临乡试。是岁阳明燥金司天，少阴君火在泉，秋热更甚于夏热。夫子重受暑热，非止一日。于八月初六日发为时邪，此宜治以辛凉者也。乃医者竟用伤寒辛温发散，且屡用桂枝，邪不能达，其热转加，致成热疟，寒少热多。医者改用柴胡，亦仍加桂，而其佐使者，无非厚朴、苍术、草果、青皮，一派温燥克伐。观察钱益斋夫子素知医道，时为监试，心窃非之。因在常镇道任内，知予善于治疟。回明宫保，专差菲请。

十八日晚予到辕门，随即进诊。细询疟在阴分，不过微寒，旋即发热，壮热六时许，解时无汗，热时烦躁，至不能受，渴欲冷饮，饮亦不多，脉则十分弦数，舌则红赤无苔，溲则其赤如血，且不寐者多日矣。

予曰："此大热症。加以燥剂伤阴，阴虚作疟，阴虚不能化邪，无汗故热邪难解，阴虚故神烦不寐，治宜养阴化汗以化邪。"于是即据此立案开方。惟思进见之初，未便骤用大剂，故以小柴胡去参，加大生地五钱、当归二钱、赤芍一钱半、夜交藤三钱。三更后疟势减，进药，竟安眠至天明，可谓小效。

次日，本地陈、林二医至，知服予药，密告宫保曰："大人此症不可服当归，服则热必重出。”又谓予曰：“尊方用何首乌太早。”予曰：“未也。意者谓夜交藤乎？此乃首乌之藤，非首乌也。且此不过取夜交之意，为不寐而设。叶氏治疟亦常用之，以交通阴阳。用药之意，虚实皆宜。非如首乌之力能温补也，君得毋见《本草备要》不列夜交藤，其何首乌注内有曰一名交藤，遂认夜交藤为何首乌乎？”

伊掩饰曰：“恐敝地药店止有何首乌，无此药耳。”予曰：“昨药系予亲见，其藤甚佳，君等或未用过耳。”予知道不同不相为谋。伊等亦公然开方，并不让予。惟是日尽去温燥，改用黄连、石膏，而宫保服之，燥热有加无已。盖伊等只知寒凉以治热，不知黄连苦燥仍然伤阴，石膏虽能清热，而不能养阴，虚人服之，转伐胃气。虽《本草备要》之语，伊等未能全览耳。

然是时宫保未能信任，总服二人之方。予屡告辞，堂官不肯放行。予曰：“如此治法，必不能愈。设有不测，而余在幕中，将毋留以为二人归过地耶？”堂官转禀方伯张公，张公进见宫保，病固沉重，出见二医语言荒谬，遂往告唐陶山方伯，盖陶山方伯乃宫保之同乡，兼戚谊，而精通医理者也。

廿二日早，陶山方伯来，细切脉理，遍阅诸方，出与二医及予相见。先问二医曰：“先生们看大人究系何症？”陈医俯首无言。林医曰：“是疟疾。”方伯曰：“疟疾吾岂不知，但是何疟疾？”林医不能对。方伯转而问予，予对曰：“据愚见乃阴虚作疟耳。”方伯曰：“诚然，此当用四物汤合小柴胡加减，去川芎、重用生地。何方药并不及此？”林医曰：“服此即能愈否？”方伯曰：“汝等治已半月有余，愈治愈坏。吾仅一言即当全愈耶？虽然，如果重用养阴，症当大减，愈亦无难。譬如天气亢热已极，不得一场大雨，何以回凉。但可下雨而不可下冰雹，冰雹亦能伤人，如黄连、石膏，冰雹是也。”林医语塞。

予问曰：“养阴必兼归地？或谓当归助热，不可用奈何？”方伯曰：“何来此不通之论也？阅诸方，前所服者一派温燥，不知助热，而当归反助热耶？当归虽微温而养阴，设使方中早能助以当归，当不至阴伤热重至此。且夫生地阴中之阴，当归阴中之阳，阴阳相辅，动静相生，用药之道也，何可偏废？此不过以生地为君，当归为佐耳。”言毕，扶杖而入。

二医赧颜而去。方伯复出，谓予曰：“脉案方药皆极通，惟尚轻耳。吾已与大人说明，以后惟子是任，子好为之。”予以医多论杂为虑。方伯曰：“我自当之，我当间日一至，以辟群疑。”是日，予用大生地二两、当归三钱、柴胡一钱五分、黄芩一钱、赤芍二钱、赤苓三钱、甘草五分、合皮一钱，服后疟来不过两时许，即大汗热清，较前减四个时辰。热时亦觉能受，后总本此法为加减。阴亏太甚，生地减至一两即不复减，疟势渐轻。

至月底疟作不及一时，陶山方伯果常来，予嗣闻方伯九月初三回楚，恐又为他医所误。回明公保，请九峰先生坐镇。先生九月初一日到，诊后亦谓养阴为是，仍命立方，稍为参酌，至初七日全愈。由此受公保知，遂相契合。究之此方亦不过本景岳归柴意变化而出，治愈数十百人。陶山方伯议论高超，予常志之不敢忘。

十三、刘眉公治效

道光五年八月廿三日，予因宫保初服予方，已有大效，予心亦定。是日午后，因往城北张佑溪协台处诊病，往来遥远，至起更方到察院，到则巡捕堂官群相问曰：“先生来何迟？日间监试钱道台有条子来请先生，进贡院代内帘刘奉贤县隔帘诊脉，因先生不在，辞去。

傍晚又具禀刘令病已垂危，求大人格外施恩，让刘公出场就死，大人勉准，适已出场，大人意欲请先生去一诊，或尚有救，连问数次矣。”予问：“究竟何如？”众曰：“适伊家人亦来求请，据云仅一丝游气，半日不知人事矣。”予至上房，宫保曰：“先生来耶，我今日甚好，惟有内帘刘令亦于初六日得病，今已垂危。因先生高明，或能起死回生，亦大阴德。且吾亦同病相怜之意也。”

对曰：“闻其病实已不治，治之何益？徒损贱名。”宫保曰：“此等病治之不效，岂能归过于先生。惟念此人乃吾所取帘官房首，其文甚佳，功夫尚在其房中，当可多几本好卷子，不意如此，然其文不似要死者。”因命人将其文与予看，题乃“举贤才，曰焉知贤才而举之”。

予看毕，曰：“此文果不似要死者。”宫保问：“何以见得？”对曰：“其文清华，其气通畅，似有福泽之文，而又无发泄太尽之弊。且其书法端楷，到底不懈，未曾错落。其精神必素能完足，故论文字皆不当死。”宫保曰：“所论甚是，看文章面上，请去一看何如？”对曰：“诺。”

时将二更，且大雨，予乘舆冒雨至承恩寺，曲折达僧舍。见旁空房一间，床架一张，堆草荐数条。床上靠一人，即刘公也。油灯一盏，灯火如豆，阴冷之气逼人。呼其仆秉烛至，见其大汗如雨，面白如纸，二目直视，牙关紧闭，喉中痰涌，口角流涎，全不知人事矣。使仆探其下体，则囊缩遗尿。予曰：“此死在顷刻，尚何治为？”即欲辞去。伊等坚阻不放，且有跪者。予忽转念，此文不死，何其人之多死象耶？问：“闱中服药否？”曰：“天天服药。”“方在否？”曰：“全在。”予索方细看，无非发散温燥，而热总不解。至十九日一方，麻黄一钱五分、羌活二钱、甘草五分、桂枝二钱。予想时邪十四日，忽服此方，其人即当死，何尚能活至今日，莫非与我意有医缘否乎？

于是始为诊脉，细细推敲。脉来数大而空，俱欲离根，惟左尺尚有一线可按而得。予暗叹其真读书人，惟知用功，不贪色欲，根本素能保守，虽经群药刀斫斧削，而命根犹有存焉。于是用犀角地黄汤，通心达肾，养阴化热。镑犀角三钱、大生地一两、大白芍三钱、粉丹皮三钱。又思所服温燥一派伤阴，脉来甚数，阴不潜阳，当于养阴之中加介以潜阳法。非若大汗亡阳，脉仅空大，当以参附回阳也。于是加左牡蛎一两、元武版五钱、外加橘红一钱、竹沥五钱、姜汁少许，以达其痰。

谓其家人曰："既然服药，以速为贵，迟则不及。牙关紧闭，以乌梅擦之必开。惟咽喉痰涌，药恐难下。此药得一半下腹，即有转机，恐全不下而死，勿谤予也。"回时已近三更，宫保犹等信未眠，真菩萨心肠也。细询一切，色然喜曰："如此尽心，或当有效。"明早伊家人来告曰："主人已转过来矣。"予往问："如何服药？"曰："前三分皆不受，后得一匙下喉七分，皆顺流而下。"予见人事渐清，向予点头，但语言蹇滞耳。

连进原方二剂，痰降能言，惟虽不大汗，而总未全止，知其表虚也。于主方外，另仿玉屏风法，用黄耆皮五钱、防风一钱、五味子七分，一服而汗全止。嗣后方去犀角，加大麦冬三钱、高丽参一钱，减竹沥二钱，约十剂。改用黑归脾调理而痊。盖盗汗心液也，补心则汗止。

十四、张伟堂治效

张伟堂二兄，吾乡南张榜眼公嫡派。先居城南塞上，太夫人患疟，服凉药太多，病剧。其戚严嘉桢素信予，荐诊。知其本体虚寒，始以温解，继以温补而愈。

嗣迁居扬州，十余载不相往来。道光五年十二月十九日，忽接严嘉兄信，据云伟堂病已垂危，诸医朝至以为暮必死，暮至以为朝必死。惟病者忽忆当日母病，系兄挽救，思得一诊，虽死瞑目，务恳屈降，死生均感等语。

因其言直谅不欺，二十日渡江下，昼到张府。即上楼诊视，见其痰涌气急，坐伏茶几，一人两手扶其头，不能俯仰，十余日不得一卧矣。人事昏沉，不能言语，诊其脉滑数而大，虽已空象，而尺部尚觉有根。遍阅诸方，自八月服起，皆作外感治，尽用发散消导。月余后，想觉人虚，易而为补，总以人参为主。后想因痰多气阻，又改用化痰顺气。又或疑外感，加用疏解。现在诸医皆云不治，无药可用。

惟一朱医与伟堂至好，一日数至，以二陈汤作丸与服。见症愈坏，束手流泪而已。予乃曰："此肾气上冲症也。诸气以下行为顺，今肺不清降，肾反上冲，气降则痰降，气升则痰升，故痰涌气急不能俯仰。且其脉象甚数，似杂湿热，阴虚湿热不化，亦随肾气而上冲。若能纳气归肾，气降痰降，湿热亦降，可以安卧，可以调理，症虽重，无妨也。"

于是用六味为君，以都气法原本六味，而六味地黄古称为治痰圣药，且称为下焦湿热之圣药，有三善焉，而皆合乎此症，故特用之。大熟地八钱、山萸肉四钱、怀山药四钱、粉丹皮三钱、福泽泻三钱、云苓三钱，外加北沙参四钱、杏仁泥三钱，以润肺降气；胡桃肉三钱，以助纳气；福橘皮一钱，取其顺气而不燥。开方后，予往候九峰先生，因即止宿。

次日复请，予至。讵料其尚未服药，问："因何不服？"曰："朱医坚称熟地不可服故耳。"又请上楼诊脉，太夫人曰："昨方因有熟地不敢服，今恳另订良方。"予曰："熟地乃此症要药，吾方君药，舍此更有何法？且闻所请先生不少，朝称夕死，夕称朝死，无药可治。今服熟地不合，亦不过死。况予尚许君家不死耶，此症服熟地则生，不服则死。服与不服，悉听君家，予无他方。"下楼予即欲行。

严嘉兄曰："今已将午，不及到镇，此地有好浴堂，陪兄一浴何如？"予曰："甚好。"正欲偕行，忽一人出，告曰："老爷过去矣。"嘉兄彷徨欲上，予笑曰："予诊脉未久，岂有死在顷刻而不知者耶？此不过痰厥，片时即苏。其尺部根本尚在，保无虑也。"特拉嘉翁出浴。浴罢而归，曰醒久矣。至是伊家因予言有准，方肯服药，而尚止服一半，并能仰矣。迁延太甚，已二鼓后，复请予看诊。

脉亦渐平，伟堂并能说话。谓予曰："药真如神，但尚不能平卧，君能令我一卧，则快甚矣。"予曰："惜君家不肯早服予药耳，昨肯服药，今日安眠矣。虽然，明日保君安睡无虑也。"次日依方再进，傍晚服药，旋即能卧，卧则熟寐，三更始寤。

以后听予用药，而予总本初方略为加减，地黄则始终未解分毫。八剂后，其症大痊，予乃辞归。次年复请诊理，煎方膏方悉本原方。

盖伟堂素嗜虾油，每食不撤，其湿热甚重。因热生痰，因痰致咳。取用辛散，既诛伐无过，取用人参，亦助热锢痰。因咳致喘，肾气上冲，犹以二陈丸治痰，岂不去题千里乎。惟六味地黄，三补可保肾气，三泻兼治湿热，于伟堂最宜，况痰之本在肾，肾安痰亦自灭也。

十五、李青原治效

李青原兄，病伤寒，头痛，项强背板，一身尽痛，甚恶寒而不甚发热，自服发散药无汗。予诊之，见其脉浮而弦甚，知其素来阴虚，不能作汗，以九味羌活汤去生地、黄芩，加当归八钱，一服得透汗而解。方本景岳归柴饮，景岳专用柴胡只治少阳证，不能治太阳证，特变而通之。

陶节庵九味羌活汤，治江南伤寒最好，江南无正伤寒，不能用麻黄也。或议其黄芩生地，不应见面用凉，然已见口渴欲饮，用之有效。否则不妨易之。予自治李青原后，每遇伤寒夹阴虚者，即以节庵景岳法参用，去芩地加当归，少则五钱，多至一两，无不得汗而解。

三载以来，取效不下数十人。然则斯方亦殆可传也。凡发散药太阳经居多，阳明胃经则白芷、葛根、升麻三味，少阳胆经则柴胡一味。仲景小柴胡汤为少阳证而设也，疟症不离乎少阳，今人用小柴胡汤治疟症，未尝不可。

乃景岳五柴胡饮及正柴胡饮，皆用柴胡治太阳伤寒，恐不能散邪，而反引入少阳也。至叶天士治疟症，则又戒用柴胡，更不可解。今吴人患疟，不敢少用柴胡，以致缠绵日久，甚有死者，皆其遗祸也。景岳名医，叶天士医中翘楚，一则重柴胡如此，一则弃柴胡如彼，岂非偏之为害哉。

十六、徽州余姓治效

予三十岁时，馆于京口旌营呼协领家。呼公六旬外，忽得类中症，眩晕非常，头不能抬，夜不能卧，面色浮红。适万廉山先生宰丹徒，荐其乡亲唐朗山先生诊治，朗山以为虚阳上浮，以真武汤坐镇北方，用附子至三钱，合家疑惧不敢服。朗山力主之，惟予赞之，一服而定，调理煎方百余帖，总用附子五钱，丸药亦重用附子，统计服附子十余斤。精神加旺后不服药，寿至七十七岁。

江西宜服附子，而能用之于江南，朗山先生真大手笔也。一时称奇，予亦心服。十余年后，李进之兄油行徽伙余姓，年卅岁，六月出门讨账，抱恙而回。医者以为受暑，投以清凉，忽变周身寒冷，热饮嫌凉，诊其脉沉细如无，知其体本阳衰，虽当夏令仍属感凉，以桂附理中汤。用附子一钱如弗服也，加至三钱，身寒稍减，而热饮仍凉，直加至五钱，乃日见有效，计服附子二斤许，症乃痊愈。

盖其家婺源皆服山涧之水，其性极寒。生斯地者，体多偏寒，以寒体受寒凉服寒药，故一寒至此。医贵审时兼宜度地，非易易也。然予之所以敢用重剂者，由先得叨朗山先生之教也。

大凡脉沉多寒症，而亦有不尽然者。嘉庆十八年，予往常州。有朱某者小贩人也，忽得奇疾，周身畏寒，医投以温剂不应，因投以热剂如桂附之类，而其寒愈甚。爰求予，诊其脉皆沉，按之至骨，略见疾数，知其为同气相求症也，以犀角地黄汤与之。朱本贱业，以得予至为幸，见方即服，一服而寒减，三服而全愈。此等症确身寒，脉沉，未有不用热药者。不知其伏热在至深之地，一遇热药相引而入，并人身之卫阳亦随之而入，故外反憎寒也。幸朱服热剂不多，否则难挽救矣。

十七、李楚生眼病治效

李楚生三兄，患目，二目皆病，左目尤甚，红痛异常，瞑不能开，勉强开之，盲无所见。头痛难忍，亦左为尤甚，可怪哉。大渴欲饮，每日饮浓茶十大碗。蔡医以白虎汤投之。石膏每剂一两许，愈服愈渴，数剂后浓茶加至三十大碗。饮食不思，神烦不寐，终日终夜饮茶而已。

两月有余，困顿已甚，乃延诊。脉皆弦数而大，而右关数疾之中尤见和柔。予笑曰："此非白虎汤症也。白虎汤乃伤寒时邪，胃有实热，大渴欲冷饮症所用。今因患目而渴欲热饮，不饮冷饮，乃素嗜浓茶，克伐胃气，胃液干枯，求饮滋润。而其实润之者乃更伤之，故愈饮愈渴。彼石膏辈能治实热，而不能治虚热。《本经》载虚人禁用，恐伐胃气。彼庸庸者不知，以为渴饮则当用石膏，而不知外感内伤有天渊之别，热饮冷饮有毫厘千里之分。率意妄投，不独损人之目，即损人之命不难也。"

其仲兄问曰："闻目属肝，何患目而胃病如此？"予笑曰："肝开窍于目，夫人而知之，乙癸同源，肝亏则肾亏，亦夫人而知之，不知五脏六腑十二经脉三百六十五络其血气皆禀受于脾土，上贯于目而为明，故脾虚则五脏之精气皆失所使，不能归明于目矣。然脾与胃相表里，而为胃行津液。胃主降，脾主升，胃降然后脾升，饮食入胃，游溢精气，上输于脾，然后脾气散精而上输于肺也。今胃汁干枯，胃气不降，脾有何津液可升，尚能归明于目哉？

况病者肝肾本亏，肾不养肝，肝虚生热，热盛生风，以久虚之胃，木火恋之，故不独热难堪，饮不解渴。且胃无和气，直致饮食不思，胃不和则卧不安，故夜不能寐也。

至目痛自属肝火，头痛自属肝风。而今欲治之必先救胃，救胃必先戒茶，然后大养胃阴，并养肝肾。胃喜清和，得滋润而气自能降；木虑枯燥，得涵濡而火自能平。火平则风息，眼无火不病，头无风不疼，如此调治，症虽险无虑也。”病者虑茶不能戒。

予曰：“非戒饮也，特戒茶耳。”于是以菊花、桑叶代茶，而先投以养胃阴扶胃气重剂。十日后即不思饮茶，然后兼调肝胃，并或清肺以滋生水之源，或清心以泻肝家之热，千方百计乃得渐痊。二年后其尊人亦得目病，蔡医以为能治，不必延予，而一目瞽矣。

十八、柏邃庵治效

京口协领柏邃庵，方正人也。从无淫邪，奈廿余岁初次进京，未知检点，竟不知于何处旅店蒙其不洁。头生颗粒，有似广疮，急延外科医治，想用搽药随即痊好，而年余后下疳，外科调治久而不愈。予劝以仙遗粮下五宝丹，由渐而愈。邃庵最畏服药，愈后未经清理，后乃发为阴癣，腰以下腹以上蔓延无隙，其痒异常。然三十二年以来竟无他患。

不意于道光十一年，忽有教以医癣者用紫荆皮为末，以白芨磨汁调敷。予闻之再三劝以勿治，盖疥癣之疾，不足忧也，设使治愈必生他患。奈邃庵竟为所惑，不纳予言。日以二药裱敷下体，自秋徂冬，癣竟全收，不复作痒，欣然得意。十一月望后，忽患耳痛，就予诊脉。其时适值云汀宫保忽患吐红，专札见招。是日诊脉后即束装赴省。

予谓儿辈曰：“邃庵脉象大为不好，恐有重症，而予适不在家，奈何？”赴省一月，忽接家信，据云邃庵病势沉重，有朝不保暮之象，请予速回。余不胜骇然，幸宫保恙已全愈，随即买舟南下，一日达镇，即诣柏府看视。见其耳连项肿，稠脓淋漓，臭不可近，人则一丝游气，盖已米饮不下者九日矣。

见予至，亦不能多言，惟曰："君虽来，吾亦不吃药也。"询之伊子。据云：一月之中所请内外科服药不少，大抵清凉居多，以致胃败，故邃庵誓不服药矣。予因转为邃庵曰："兄之病源，惟予深知，他人不及知也。不知者认为寻常之火毒必用凉药，须知此症不但不可用凉，且宜用温。兄如服弟药，三剂必然有效。如不效，再不服药，何如？"

邃庵闻以温易凉，不觉首肯。予乃以归脾汤加减，另以五宝加西牛黄与服。三剂后臭味顿减，口味大开，精神渐振。邃庵问予："何药之神也？"予笑曰："兄之病根在三十年前，他医不及知，即兄亦念不及此也。兄当年曾沾染恶气，误服捺药，变为下疳。愈后未经清理渐化为阴癣，此癣为余气之出路，且周身之湿热皆以此出，原万无治理者也。奈兄误听人言忽然欲治，居然治愈。而究之风湿热毒从何而去，不觉上攻清窍。又值现与统军不合，告老罢官。虽素阔达，究非得已，心怀未免不畅。心寄窍于耳，故病发于耳也。"

医者不知，肆用寒凉，使热毒欲发不发，遏成臭气，异乎寻常。人之脾胃喜香而恶臭，此等恶臭积于胃中，胃气焉得不败，尚冀饮食之甘乎。且夫治余气之法以升透为主，尤以扶正气为主。盖余气即邪气也，正气衰则邪气陷而入内，正气旺则邪气托而达外。常见庸庸者，治湿毒之症专主苦寒，攻下百无一愈，诚昧于医理也。

兄之症情节遇多，医更难明，动辄得咎。予用归脾汤法可以养心，可以健脾，可以扶肾，可以开郁，可以建中，可以托邪。而又用加味五宝丹诸多宝贵败毒搜毒，专使外达，不容内蕴，用药得当，似乎通神。虽然，现幸获效，仍须癣发，方许收功也。数日后癣渐作痒，十余日后癣遍下体，而耳患全愈，饮食倍常。始终总此一方并未改易方。余自省回见其光景，亦疑不可救，而竟获速效。此其中殆有天焉，非人力所能致也。

十九、李曜西子疟疾误药几危治效

李曜西，吾长子之襟兄也。其子于初秋患疟，医者为徐医，延至八月中忽请予诊。据云疟本寒少热多，多汗而热难退。徐医连投白虎汤，石膏每用一两，热较减而寒较多。现则寒后不能转热，有气自少腹上冲，疼痛异常至不能受，然后渐渐转热，痛随热减，热壮而后痛止，胸次饱闷，饮食不进，神情疲败。

徐医屡用顺气止痛等法，全然不应，故请斟酌。余问："何以用白虎汤？"据云：因病者热多渴饮。予问："渴饮几何？"曰："热时约饮廿次，每次一茶碗盖。"予笑曰："次数虽多，茶碗盖贮茶无几，虽廿次不足两碗，不算大渴。"再问病人欲冷饮热饮，则专用热饮。

予曰："据此则大错矣。书载白虎汤症必大渴欲冷饮而后可投。足见虽渴欲饮而不欲冷服，尚不可投也。况并非大渴，且欲热饮乎。且夫治疟之法必寒能化热而后可愈，岂有寒本少而欲其寒多者乎。夫白虎汤在疟门未尝不用，然必热疟而后可。今症汗多热难解，明系暑疟，暑中兼湿故也。暑乃阴邪，热乃阳邪，岂可徒见其热，遂以阴邪而用阳邪之药耶？此必误用白虎致寒转增而将暑邪逼入肝肾，以致肝气夹肾气上冲也。"

曜西问："疟乃少阳证，何以转入肝肾？"予曰："五脏皆令人疟而不离乎少阳胆经，胆在肝叶之下，肝胆相为表里，胆经邪热为寒所逼不得外达，则内传于肝，乙癸同源则又内传于肾。予向诊令郎脉象，肝肾本亏，所谓诸病以虚而入也。当其疟来，寒固因寒药而加甚矣。至热邪为所遏，欲达不达，转将肝肾之气逼令上冲，以致疼痛异常，神昏气逆，久之而热渐透，疼亦渐止。久之又久，而热大透，疼乃全止，邪气透而肝肾之气乃宁也。至始尚能食，今则全不能食，皆因石膏诛伐无过，大伤胃阳之故。”

曜西闻予议论，以为透辟，遂请入诊，诊得脉来沉象，按之弦数，左关（肝）尺（肾）尤为不静，右关（胃）沉而不数，按之无力。予曰：“症本暑疟，无服热药之理，奈遇服寒凉，邪陷肝肾，非附子理阴煎不可，虽然其法过火，诸公未免疑虑，权以当归建中改生姜为煨姜投之，以观进退。”一剂后痛较减而热较平，渐欲饮食。二剂后痛又减而热又易，然肾气仍冲而疟不能止。予竟用附子理阴煎，曜西尚在游移。予告之曰：“桂枝，附子之先声也；煨姜，炮姜之先声也；归芍，熟地之先声也。建中既已有效，又何疑焉，建中虽能温中，不能纳肾气补肾阴以托邪也。

今用附子理阴，以熟地一两纳气归肾兼以平肝，即以托邪，加以附子五分、炮姜五分，温中散寒，领邪外透，当归三钱和阴化疟，斯方也，疟可以已。奈何不用而任疟之缠绵耶？”再三开导而后肯用。

如方一服，不独肝肾安宁而疟竟止矣。知者无不以为神奇，适云汀宫保招赴清江，未能一手调理。半月后，予自清回，复请往诊，盖其疟已反，他医不敢用原方，虽轻不愈。予仍以原方投之，一剂而愈。愈后连服七剂，疟不复发而饮食香甜，精神如旧。古人称有是病即有是药，不我欺也。庸庸不知，伐人性命，如同儿戏，可不痛恨哉。

二十、吴婿疟中又中热治效

吴泽之，吾婿也。甲午岁，馆于孩溪，夏秋之交，天时盛暑，致患暑疟。地无医者，唤舆来城，至晚到家。似无重恙，乃上灯时忽然昏厥，手足搐抽，不知人事，惟时作笑，旋又身热如炭，烦躁非常。其时城门已闭，余不及知，天明得信，随即往看。亲家慌忙，病者情形实已危急，诊其脉象洪数之中更兼躁急。夜间曾有刘医来诊，以为中暑。

余曰："非也，此中热也。此热中厥阴也。热中足厥阴肝经故抽搐，热中手厥阴心包故善笑。中暑之脉数而兼濡，暑乃阴邪也。中热之脉数而兼洪，热乃阳邪也。此又兼躁急乃素本阴亏又中阳邪，有孤阳无阴之虑。

虽然，勿谓全未中暑也，其作疟也，其中暑也。因患疟而来城，由孩溪至城，几四十里四野中又无避处，以中暑之虚体，长行于炎热如焚之中，有不中热者乎？故此乃先中暑而后又中热也。为今之计且治中热，幸未服错药，似尚可救。"以大剂犀角地黄汤加羚羊片三钱，犀角入心包以清热，羚羊入肝经以治热，生地辈则养阴清热以化亢阳，外加竹茹、竹叶、西瓜翠衣凉心清热化痰以为佐。

一服后人事渐醒，不复笑而抽搐仍然，尚神烦谵语，浑身不着一丝。三服后始知着裤，热退神宁，伊长兄以为全愈。予曰："未也。中热虽解，中暑尚未全解，暑疟尚不得免耳。"后果复行作疟，其脉弦数之中总兼躁象，汗出不已。余知阴虚之故，于小柴胡汤多加生地辈甘凉养阴之品，真阴难成而易亏，又系胎疟，不能骤止，十数帖后始能霍然。至次年乙未，馆于东马头，夏间又患暑疟，张医投以清脾饮，更觉烦热异常，急急回家就医，予仍投以隔岁原方，二剂而愈。

二十一、刘松亭患疟转痢治效

刘松亭，清江浦知名之士也。年将七旬，夏患暑疟，寒轻热重。医者朱某亦清江之翘楚，朱某亦未免稍染习气，见刘公热重即加大黄，两剂后遂变为痢，红多白少，里急后重，一夜廿余遍。年老之人，又属疟后，委顿不堪。知予在浦，延请斟酌。

予至见朱某业已定方，仍以大黄为主。予曰："痢疾滞下，大黄原在所当用，但此症非本来痢疾，乃疟变为痢，少阳热邪陷入太阴，恐脾气太虚，又属高年，有下陷之虑。书称和血则便自愈，调气则后重除，似宜以此为主，兼用喻西昌逆挽之法，使邪气仍从少阳而去，庶为平稳。"朱某亦以为然，嘱予立方。

予用当归八钱，白芍八钱、甘草八分，以和血也。加红糖炒楂肉三钱、木香五分、广皮八分，以调气也。加川连五分、黄芩八分，以清热也。外加柴胡二钱以提邪出少阳。一服而大解通畅，滞下全无，再服而红白皆净。其家疑复作疟而疟竟不来，盖皆化去矣。此方治虚人痢疾最宜，予屡获效，然非重用归、芍不可。闻清江药铺见用归、芍至八钱以为奇。奇归、芍而不奇大黄，诚不可解也。

二十二、浒关顾某治效

肝叶倒竖案

道光九年，予应浒关黄拙安之召，有顾某因与人忿争，忽然直立不能卧，诸医罔效恳余诊治。予一见曰："此肝叶倒竖也。"伊家惊闻肝倒转来还能治耶？予笑曰："病患不能识，既识之，易易耳。

用小温胆汤加龙胆草，再加金器同煎。另以猪胆一个，悬高梁上，开一小窍，令胆汁滴下，将火炉药铫对准，使滴滴俱归铫中，俟汁滴尽药亦煎熟，一服而愈。”

家以为大奇。嗣有关医虚心者，特问予请教，以为先生治法可为奇效，但案云肝叶倒竖，而所用药品皆入胆经何也？应之曰：“此安甲和乙法也。肝为乙木，胆为甲木，胆在肝叶之下，肝之庇荫若母子。然凡肝气上逆未有不胆气随之者，故平肝不及不如安胆。譬如母携子出，与人作闹，劝母不依，姑以饵骗，令小儿欲归，其母因爱子之故，亦只得息怒而去。且夫肝为将军之官，谋虑出焉。胆为中正之官，决断出焉。《经》以十一脏皆取决于胆，而肝尤取决于胆者也，故安甲木即所以和乙木也。”关医闻之折服而去。

二十三、丹徒县吴晴椒内治效

杭州进士吴晴椒宰丹徒。其夫人忽得异疾，每于梳头后胸乳间发紫斑，心中难过之至，约一二时许斑消心定，十余日不愈，乃请予诊。予问：“何不早梳头？”曰：“早梳亦然。”“何不迟梳头？”曰：“迟梳亦然，曾迟至申酉梳之，亦无不然，第惟不梳头耳。”

诊其脉皆沉象，两关按之则左弦数而右滑数。予曰：“此脾气也，而兼乎肝。左沉弦而数者，肝气郁而肝阴亏也。右沉滑而数者，脾气郁而湿热不宣也。夫脾主健运，肝主调达，今皆以郁，故土受木制，湿热亦郁于脾而不化。脾主四肢，梳头则两手皆举而脾气上升，湿热随之而升，故心胃之部外则发斑，内则难过。梳头之手下垂而脾气亦下，湿热仍归于脾不复上扰，故病象暂退而根未拔也。所幸湿热不重，只需和其肝脾，开其郁结，透其湿热，病自退矣。”

予进以补阴益气煎，以熟地平肝，以山药健脾，以柴胡疏肝，以升麻苏脾，以陈皮、甘草、当归调和其中，一服而愈。再进二服以善其后，永不发矣。

二十四、谢蕉石先生间日不寐治效

附戴六兄治效

谢蕉石先生，江西人，原任开归道，现扬州安定书院掌教。其小胆怯多疑，适虞运司有七情郁结之病而爱吃热药，扬州医郑姓尽以桂、附投之，镇江府学司训陈君更加石硫黄丸，以致脏腑烧烂，大便下血如烂鱼肠，犹不肯稍服养阴而死。

蕉石先生素所交好。因此伤怀转生疑惧，忽然间日不寐，不寐之日固属难过，而昼亦各病业生，如头晕、头痛、腰疼、腿疼、心跳、肉瞤，腹胀、腹痛等症，或来或去，变幻无常，惟得寐之日较为安静。扬医无能治之者，先生更加惶惧。延一张医留住斋中，日夜医治，毫无效验，而病象更多，精神日减。隔江延予，即予初亦不解，不过育心宁神等药，亦无甚效。三日后予细想病情，审视脉象，不觉恍然大悟。

盖其脉象三日以来大小疏数不能一致，有似邪脉，而察其神情并无外来邪祟，必三尸为之也。盖尝考之三尸，或称三彭，上尸彭琚（倨）住坭丸宫，中尸彭质住膻中，下尸彭矫住脐下丹田。三尸喜人为恶，不喜人为善，修炼家必斩三尸而后得道。然能斩之者何人？修炼反成疯魔，皆三尸为之也。至于人之运用总在一心，夜寐则神静心庄，何反多梦，亦三尸为之也。人有隐瞒之事，不肯告人，而梦中反自说出者，三尸喜揭人之恶也。夫心为君主之官，胆为中正之官，如果心正胆壮，三尸亦可安静。若心虚胆怯，疑惧环生，则三尸从中侮弄，病情愈出而愈奇，俗所谓疑心生暗鬼者实常有之。不必外来之鬼，大约即三尸耳。三尸谓之虫，又谓之神极，其灵异虽守庚申者不能斩也。

今蕉石先生心胆本虚，又生疑惧，故三尸得间而作祟，此非治三虫不可。但用药不与病人知，病人知之则三尸虫拒之，二竖之伎俩可畏也。于是与四少君细剖其理，嘱以开方勿与尊人看阅，症始可治。少君有难色，谓："家君不独阅方，且时对《本草》，焉肯不看方药。"予思方不与阅不可，药全与知亦不可。好在先生十分信予，当可进言，因于进诊时谓之曰："大人此症调治良难，然能不究方药，则予煎方外予有丸方，可保一服即效。若大人必知何药，则药必不灵，予技已穷，只好告辞。"先生因予言激烈只得答应。

予因另开丸方，皆杀三尸虫之药，加以宝贵镇邪宁心之品。是晚正值不寐之期，以二煎汤药下丸药三钱，居然一夜安眠。从此以后无夜不寐，精神如旧，二十日来并无反复，予即告辞归里。先生欲早晚得一人看脉才可安心，并愿送银一两，在此过夜。问予当请何人。

对曰："府上本有张先生在此，何不仍请伊来，好在无须伊另用药也。"于是将张医请来。予告之曰："大人此症甚奇，幸予猜着，特荐先生来此，万勿更方。先生住此，大人全愈，即先生看好，亦可得名，不与先生争功也。"伊似甚佩，再三问予究系何症，丸方何药。予如不告恐其多心，因大略告之曰："此因疑生虫，不过用杀虫之品加朱砂、琥珀以宁心育神耳。但治法药不与病人知，本勿说破。"次日予即辞归。

乃七八日又专差过江说病已反，逼予到扬。予至谢府先晤四少君，问病何故忽反。少君曰："此张先生之害也。家君本时访丸方为何药？总对以冠仙先生不知在何处合来，实在不知。乃张先生来，家君再三盘问，伊即言略知一二，大抵朱砂、琥珀之类。家君即将予唤进，大声呼斥。谓予明知不言，朱砂如何吃得。从此以后不吃丸药，仍间日不寐，诸病业生。"

张先生无法可施，只得又来奉请。予闻之亦着急之至，进见蕉石即恳予曰："先生救我。"予曰："予前本救大人病已愈，廿日予始辞归。予本嘱大人不问药始有效，奈大人多疑必访何药，张医不知医理告知大人，因此不服丸药，除此之外更有何法耶？"大人曰："吾今再吃丸药何如？"予曰："再吃亦断无效也。"是夜正当不寐，大人嘱煎药人加丸药三钱，在内临卧服之，依然不寐。

次日难过异常，吃饭时忽请予进内。谓予曰："先生看我何如？"时二月初，春寒不减，大人重裘，皆大毛也。乃忽皆脱去，止穿丝绵小袄，而大汗如雨将小袄湿透，胸膛坦开，热气腾腾。据云近日每饭必然大汗，今日仅吃饭一口而汗即如此，直截不能吃饭，奈何？先生务要救我。

予想三尸虫因知昨晚药内有制它之药，故更幻出此象也。予因此转得灵机，因慰之曰："不必过急，容予思之。"盖汗虽心之液，而饮食多出于胃。蕉石性多偏好，其饮食非极热者不吃，其胃本有积热，三尸故得藉此作祟，今借治胃热暗加一治三尸之药，假设其词，使病人知其药而不知其用，三尸虽灵同二竖，亦不知所避也。

少间谓之曰："大小不寐之症尚可缓治，而此大汗倒甚可畏，急需挽救，不然恐汗脱也。"伊本心虚胆怯，闻此急求治汗。予曰："大人果然欲命，从此饮食不可过热，而胃中积热，热已多必须重用芦根，带凉带通，汗可渐少。但芦根必须常服，而其性过凉，恐服之又生泄泻，须更得一药可制芦根不至泄泻，如二术健脾而未免过燥，与芦根一合。再四思维止有黄精一味脾肾两补，可与芦根合用，不改其清凉之性，而又可不至泄泻也。”蕉石即要《本草》来看，予即将《本草》赞黄精功用处指点与看。而内有杀三尸虫一语，伊本不留意，而予不等看完即令拿去。

伊怕出汗即令速买二味，芦根二两、黄精三钱，当晚与服。是晚吃饭亦即无汗，是日本当寐之期，夜固安静。明日当不寐之期，仍服二味，汗既不出，夜得安眠。从此煎方以二味为引，夜夜安眠，诸病皆无。予屡告归，伊家款留不放，一月后始得旋里。四少君问予前方何以不用黄精。予告之曰："此用药之道也。此等怪症实不经见，予精思而得之。所用丸药十数味，多方以治之，以为当可有效，尚留一二以为后图，设使竟用完之后，被张医说破，岂不束手无策耶。”此道光十六年事也。

越十五年咸丰元年，又有戴六兄之症。

戴六兄，字槐卿。素亦心虚胆怯，偶住场下空房独宿，颇生疑惧。忽觉背心微寒，渐觉周身怯寒，因而睡去，似入黑暗地狱中，绳捆索绑，难过异常，欲喊不能出声，欲动如石压住，恶境多端不能细述。必待有人来带推带喊得以醒来，如出苦海，次日另移卧地而噩梦依然。

从此神情恍惚，饮食不甘，睡则噩梦难受，或炎热时盖薄被犹嫌凉，或夜回凉不盖被犹兼热，或夜间大笑，或白日大笑，不笑时问之彼并不知。由场下回扬觅一汪医诊视，与以归脾汤，宜乎合式，乃二三剂后觉心忽然落下，自觉有声。以此五日不寐，全非归脾汤之过，只得过江觅医。先就蒋医某诊，蒋以为阳虚用桂附等药，正值长夏炎热非常，伊不敢服，转就予诊。

予诊其脉大小疏数不一，知是三尸虫，因疑惧而生祟，与蕉石先生同因。告之此症非寒非热，奇幻百出，医家鲜能知之者。兄既遇我，可保必愈，但必不看药方，如看药方，予断不治。伊素知予，深信不疑，予见面即以补胆养心药中加以黄精，嘱临卧服，即得安眠不做噩梦。然其所现之症大有祟气，恐其所住空房本有阴邪之气，以致三尸藉此作威。

又另加丸方用黄精为君，佐以犀角、羚羊、龙骨、龙齿、鹿霜、虎骨、龟板、雷丸、朱砂、琥珀诸多宝贵灵通之品，壮心胆而通灵明，制伏三尸。又加箭羽、桃奴兼制邪魅之气，又嘱用上等朱砂大块包藏发内。廿日来，不独噩梦永绝而诸恙全无。

固由予看出睡梦颠倒皆三尸为之理。亦由书称药有不与病人知者，真不我欺也。《内经》诊梦甚详，亦各有因，如阴甚则梦大水，阳盛则梦大火，上盛则梦飞，下盛则梦堕，甚饥则梦取，甚饱则梦与，皆有至理。夫人寐则心如死矣，神尽藏矣。梦又谁为之主，非三尸为之，而谁为之哉？予殆亦开千古不传之秘也欤！

二十五、邹姓传尸痨治已得效被人打破一症

西门外打索街，邹宅有寡居八房次子吐红，请某医诊治不愈，转请王九峰先生诊视。一次亦未见效，转嘱请予。予见其子年将二十，生而肥白，病虽久并不消瘦，吐红不多已止。惟食入必吐，多日不纳谷食，神情疲惫，脉来不甚细数，而大小疏数不一。

予细询其家曾有此症而死者否，则其父死于瘵，长子亦然，今及次子。本在中堂开方，即病者所住房外，其家房屋甚多，予拉某医及其陪医者另至一厅，去病者住房甚远。因告之曰："此非寻常性症，乃传尸症也，此症内有劳虫，历代相传由长及幼可以灭门。其虫之灵甚于二竖，男子由肾传心，心传肝,肝传脾。至传脾则修炼已

成，其先尚容人进食，彼亦资其精气，至修炼成则不容人进食矣，今食入必吐，无法可治，奈何？”

某医问古人岂无治法否？予曰：“治法虽有，大概无效，惟仲景先师有獭肝丸一方最妙。予曾治过一泰州人，果然有效，系加獭肝于都六味中，三料而愈，共享好獭肝三个。然其病未久，虫尚未成，故可得效。后遇此症甚多，虫或将成，或已成，虽有獭肝亦不能治，今症已传脾不可为也。且獭肝一月生一叶，必至腊月十二叶变化始全，功用乃大。现在初秋其肝不过七叶，以变化未全之獭肝，治修炼已成之痨虫，有何益乎？论此症本无治法，果能纳谷不吐尚有生机。今再四思维，止有鳗鱼汤一法。

予见《东医宝鉴》载人家染传尸痨相继死者不一而足，后传一女，虑其复传，竟将此女抛入水中，渔人网得，见其尚生。适值鳗鱼旺产，船上以鳗代饭。即以汤饮之，其女渐苏，后日以鳗首为食，其女获生，即为渔家妇。《本草》亦有载鳗鱼能杀痨虫者。今若觅鳗首一条煎汤与吃，但不可说是鳗鱼，只说是脚鱼汤用以滋阴，或可不吐。但得一日不吐，即日日以此汤饮之，连粥食亦可不吐矣。以此调理可望杀虫活命。俟至冬间再觅全獭肝合丸与服，可以除根。但制虫之品万不可与病人知，即传尸二字亦不可与病人说，二竖子之利害真可怕也。故今与诸君说话必远隔病者卧房，稍走风声，仙丹无用矣。”

其家依言，觅有小鳗一条，煎汤作脚鱼汤进，居然不吐。另有煎方亦不吐，明日如法亦不吐，且能进粥。十数日来药食与鳗鱼汤杂进，全然不吐，纳谷渐多，居然望好。予适欲赴苏，特嘱其及某医药方不过敷衍，病人全靠鳗鱼，但不可与病人知一言，须牢牢切记，不可视为闲话也。

予赴苏一月，中秋始回至家，则邹姓日日着人请予。至其家则吐病已反几十日矣，问何以故？则九峰先生到镇，某医欲恭维先生，逼伊家请诊，伊家不得已，听其代请。九峰到房中诊视后至中堂坐下，与卧房仅隔一板。而先生年老恍惚，忽大声曰："此传尸症也。有虫为患，必得大鳗鱼一条，用老僧尿壶同陈仓米煨烂，合捣为丸，服尽则其病可愈，但不可与病人知。"九峰本重听耳聋之人，言语声高，病人朗朗听见。九峰去后，伊家如法合药，急与病者服，到口即吐。再以鳗鱼汤与服，亦到口即吐，病者亦知非甲鱼矣。

伊家尚向予求救，予实无法只得告辞。后闻诸医杂进，日见其坏，即于八月内死矣。病者尚有一弟，予嘱其速速过江躲避，不可见兄之面，盖尸虫之传人往往即在人死之时也。今闻其弟尚未接此症，可谓幸矣。予思鳗鱼竟能治痨虫，只要于未成势时尚少知觉，未具神通，日食鳗鱼竟可治之，保人性命。所望人家有此害者早为防备耳。

二十六、缸瓦厂张大兄鼻渊治效

张瑞郊大兄，予世交也。忽得鼻渊症，伊家常延徐医，因请调治两月有余，浊涕鼻秽不减，更增鼻塞不通，头昏而痛。徐医自称所用之药皆古人鼻渊治法，查书可证，奈此症难治耳。张大兄不得已来就予诊。情形恍惚，予诊毕云："症非难治，但治不得法耳。"初诊立方服药三帖鼻涕大减，鼻全不塞，头不昏痛。再诊原方加减令服七帖竟痊愈矣。照方令加二十倍熬膏常服以杜后患。

有伊友问予曰："他人医两月余无效而加病，君一见以为无难，一二诊而果然全愈，何其神也。"予笑应之曰："此非足下所知也，行医必知古方，不知古方有合用者，有不合用者，全在医有灵机，可泥古欤？况鼻渊古方全不合用。予向遇浒关适有总办张姓正患鼻渊，诸医不效，乃延予诊治。予阅所服之方，无非泥古法者。盖古方治此症大抵用辛夷、苍耳辈通脑之药，殊不思《内经》云‘胆移热于脑则辛頞鼻渊。’今不知热之来路，惟用辛热之药上通于脑，脑愈热而鼻涕愈多，日久脑虚头昏头痛所由来也，治不得效，甚有谓之脑寒者。《经》明云“胆移热于脑，何得谓之寒？夫鼻渊由脑热而来，脑热由胆热所致，只需凉胆使无热可移于脑。脑虽有余热，自由浊涕而去，何愁病之不愈哉！”

予径将此理开于脉案，方用犀角地黄汤，以羚羊易犀角清补肝胆。盖胆在肝短叶之下，相为表里，清胆必先清肝，甲乙皆得所养则不生火而热自清。再合温胆汤，重用竹茹兼清肺胃以化痰，药煎成后入猪胆汁少许以为引，一药得效，数服全愈。今治张先生之病，予若不思而得者，盖有成竹在胸也。其友闻之称拜服而去。

二十七、郭秉和戒烟治效

郭秉和嗜鸦片烟，其瘾甚大。诣予求戒，予思烟引甚怪，书称诸怪病皆属之痰，痰病求之不得则属于虫，五脏之中为虫所据，则精神血气皆不能自主而听虫所为，烟引之怪虫为之也。诸病从虚而入，诸虫亦以虚而生。五脏之中，何脏为虚，则烟毒先入，而虫亦先生。故同此吃烟而瘾之来也迥不相同，或神疲呵欠，或腹痛异常，或时欲大解，或精泄如溺，种种不一。

大抵何脏生虫则现何脏之病，至其时虫欲得烟，其瘾乃至。今欲戒烟非治虫不可，而欲治虫非补其虚不可。郭兄之瘾来时即欲大解，中气肾气皆虚，于是以补中益气合补阴益气，每日作大剂与服。另制药末，用贯众，雷丸、芜荑、鹤虱、苦楝、锡灰、槟榔、榧实、粟壳之药，稍加烟灰为引，砂糖调服。

命于瘾初到时仍吃烟一二口，使虫头皆已向上，即将末药调服，虫食而甘之，而不知其杀之也。伊本服烟廿四年，如法服三日即减去一半，又三日仅余每早四口。粪后逐日下碎黑虫细小而多，十数日早上四口总不能免。复请予斟酌。

予曰："此必虫根未尽，子姑待之。"又十余日伊忽欣然来告曰："我早上四口烟亦戒矣。"问何故？曰："予昨大解后似有物堵塞肛门，极力努争，突出而下，视之如一小衣包，破之则皆碎虫也。"一时传闻，皆以为奇。后有小瘾者，索余末药如法服之。连治二人。此数年前事也。

近日烟价渐贱，吃烟者更多，求戒者绝少，即郭秉和亦仍吃烟矣。嗟乎！我欲活人而人皆求死。

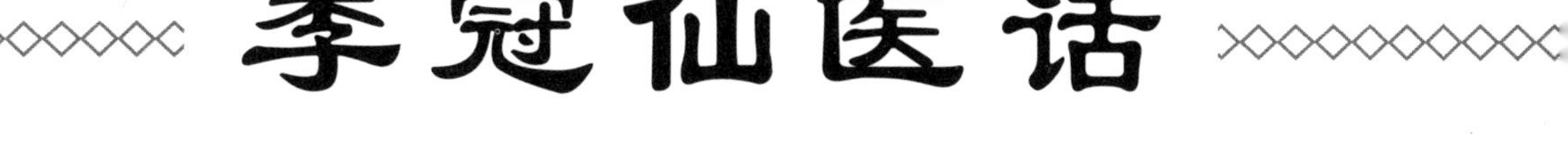

李冠仙医话

目 录

戴阳

田展初夫人，偶染时邪，医者皆用伤寒药发散，升提太过，其热不减，又皆竞用寒凉，如黄芩、黄连、山枝、石羔之类，连进多剂，热仍不退，面反通红，头皮作痛，手不可近，近则痛甚，病势沉重。

医曰："邪已传里，无法可治。"又延某医，予前药中加犀角、羚羊，谓只此一着，不应则难，仍无效，且更加重，乃邀余诊，其脉浮大而空，两尺沉细欲绝，虽气微弱，不欲言，幸心尚明了，并不昏迷，询其欲饮否，曰不欲，询其二便，大便少而稀溏，小便清白，少腹有痛意。

余急曰："此戴阳证也，乃本素阴亏，不能潜阳，今以时邪，误作伤寒论治，温散太过，虚阳上浮，治宜引火归原，医者见其烦躁，不知其为龙雷上升，侵犯清虚之府所致，反以为热邪传里，肆用寒凉，阳即欲回，归路以塞，再用寒凉，不独腹痛自痢，症必加重，而无根之火，将一汗而亡，奈何？"

于是竟用真武汤，劝其速进，病者迟疑，勉进半剂，本已十日不寐，进药后，不觉安睡两时许始醒，头皮不痛，面赤尽退，腹痛亦止，心跳不烦，复进半剂。

次日延余覆诊，其病若失，细询平日本有鼻衄之恙，生育又多，其阴本聘，故藏中之阳易动也，改用附子理阴煎一剂，又专用理阴煎兼服三剂，后以八珍加减，调理全愈。

痰闭

颜凤尧夫人，盛夏病时邪，人事昏沉，壮热口渴，渴欲热饮，沸水不觉其热，脉来洪数而滑，惟右寸见沉，实热症也，而见寒象，又非热极似寒，余问有旧恙否？曰：“平时每日约吐痰三碗许，方觉爽快，今五日，病中并未吐痰。”

余曰：“得之矣，时邪乃热症，脉亦热象，而寸口独沉者，肺气为痰所遏也，是可知痰塞肺气，上下不通，内虽甚热，气不得上，口鼻吸入，无非冷气，至喉而止，亦不得下，肺气通于喉，今为痰所阻，故肺以下则甚热，喉以上则甚冷，是非先用吐法，提去其痰不可，但沸汤下喉而不热，痰之胶固非常，肺之闭塞已极，虽用瓜蒂散栀豉汤等法，恐格之不入，不足以披肺窍，提肺气，而鼓动其痰，是非仲景麻杏石甘汤不可。”

主人曰：“麻黄乃夏令所忌，奈何？”余笑曰：“药不执方，相宜而用，古之训也，今痰阻肺脾，非麻黄之大辛大热，不能搜肺活痰，且有石膏之寒以制其热，杏仁之降以济其升，有甘草之甘，以缓其急，非真同伤寒之用麻黄汤，专取辛热表散也，此方取其下喉必先达肺，肺气开提，痰涎必活，活则涌吐，药随痰出，岂能再作大汗哉，况时邪亦须解，吐中有发散之意，石膏乃白虎汤之主药，为金匮治中暑之首方，色白入肺，兼清阳明之热，一散一清，邪热从而得解，是在意中。”乃用麻黄八分，杏仁三钱，石膏五钱，甘草一钱，嘱其必服而去。

次朝覆诊，谓已吐痰升许，不过微汗，外热已退，人事亦清，诊脉不洪，按之仍数，不热饮而欲冷饮，舌赤无苔，知其大热伤阴，改用犀角地黄汤，一服热减，再服全愈。

癃 症

大姪小村，小溲不通者三日，腹膨急胀，至不能忍，医进通剂愈甚，余诊其肺脉，独大而数，知其素来善饮，因问近饮何酒，曰烧酒，余曰是矣，时届端节，急令买大枇杷二斤啖之，另易补中益气汤方法，去党参、黄芪、白术、当归，惟用陈皮一钱，甘草梢八分，醋炒柴胡五分，蜜炙升麻三分，加天冬二钱，麦冬三钱，北沙参三钱，车前草三钱，与服一时许，小溲大行而愈。

后有邵瓣莲患沉疴甚奇，每发当腹作痛异常，而必先溲闭，百医罔效，必得小溲而腹痛乃止，此症少时即有，至四十外乃更甚，适当举发，延余往诊，其脉肺部独大而数，与小村姪同，予曰:“素嗜烟酒否？”曰:“皆有之，而尤酷爱水烟。”即以与小村方，去升、柴，加黄芩、知母，与服之，乃小溲大行，腹痛亦止，伊以沉疴速痊而奇之，曰:“何药之灵也？”

余曰:“肺为气主，又为水之上源，经云膀胱为州都之官，津液藏焉，气化则能出矣，有属中气者，中气不足，溲便为之变，有属肾气者，肾与膀胱乃表里也，而气化之权，肺实主之，肺在人身，主乎天气，天气常清明而下降，即肺气宜清明而下行，上逆行乎所不得不行，下流自有所不得不通，其有所不行者，虚也，热也，虚则气不足以行，热则气反为上源，肺气不行，则诸气不利，通则不痛，痛则不通，今溲不通而腹乃痛，肺脉独大而数，症经三十年，此先天肺热，后天烟酒积热，日伤肺阴，肺失清肃之令，故病愈发而愈重也，以后将此方常服，且戒烟酒，可望不发。”瓣莲连服至二十余剂，后果不发。

盖尝观诸群兽有肺者有尿，无肺则无之，可知肺之关乎小溲者大矣，小村用升、柴而邵兄不用升、柴加芩、知者，以小邨曾服利药，气滞更结，非加升、柴以提其气，断不能通，如酒壶然，壶嘴不通，揭其盖，自通也，邵兄未服利药，而热久且重，故不用升、柴而加黄芩、知母也，虽然，勿谓癃闭之尽在清肺也。

吾乡钱光斗之弟妇，因产育用力太过，正气大伤，三日小溲不通，予用补中益气汤全方，姜枣引。加冬葵子三钱，一服而通。

华秋岩夫人怀孕六七月，偶因下楼一跌坐地，腹中坠胀，小溲不通者半日，乃胞胎震压膀胱，亦用大剂益气补中，姜枣引一服而通，此皆用温补升提法，治在中气，而不在肺气也，夫冬葵子，或用或不用者，一则癃闭三日，以葵子引经通之，一则仅半日许，提其气而溲自行，毋烦通利也。

后又有吴晴椒明府，患便结，数日不行，一日登厕数次，努力干结不出，而小溲反闭，次日自用车前泽泻等药，不应腹部加胀，又次日延余，余曰："大肠与膀胱相隔一间，分运而行，本不相碍，今因直肠胀满，挤合膀胱，小便无路可出，此非膀胱自病，虽加通利，徒增胀满耳，只有下法，以通其大便，则小便自行。"闻者不信，且以病者年迈，恙久正虚，不能堪此，乃辞去。

三日后请复往诊，则胀已至胸，卧不能动，盖以杂进他方数剂也，余曰："在书，大便不通四五日无妨，而小溲不通，五日必死，今已三日，下或不死，不下必危，诸君奈何欲必置诸死地耶"？乃用党参三钱，于术二钱，归身三钱，陈皮一钱，炙草一钱，炒柴胡一钱，炙升麻六分，煨姜二片，大枣二枚，生川军三钱，玄明粉三钱，因告众曰"此病不得不下，但有三虚，年高一也，久病二也，连日未曾纳谷三也，故用补下之，亦古人黄龙汤、玉烛散之意也，若得此而大便行，则膀胱宽而小溲自畅，有参以扶之，则正气亦何患其下陷哉？"

大便畅行，小便随至，腹中畅快，病乃若失，以上五症，皆小溲不通，四用东垣补中益气法，而变化不同，法则仿古，用则因心，神而明之，存乎其人。

牙痛

赵义之牙痛，缠绵月余不已，予诊其脉左关尺数，以六味地黄汤加升麻三分，柴胡五分与之，曰："服后当更痛，然片刻即止矣。"次日登门谢曰："服药后，果如君言，愿闻其理。"余曰："齿乃骨之余，而肾主骨，是下焦肾水大亏，肾火上浮，而为此痛，故用六味补之，然其已浮齿牙之火，不能下归于肾，不若用升、柴以透之，升透之时，未免较痛，唯滋补之力较大，阴能潜阳，火降则不复作痛矣，嗣后余以此方治肾虚牙痛者，无不立效。"

又某艺员下牙床作痒，至不能受，不寝者累日矣，予诊之曰："此大肠风热也，上牙床属足肠明胃，下牙床属手阳明大肠，大肠有积热，热生风，风生痒，问大便结否？"曰结甚，乃以调胃承气，小其剂，加生地槐花荆芥防风与之，一服得大解畅行而愈。

中暑

契友龚玉屏子，十六岁，自扬受暑归，发热头胀，倦怠少气，心烦渴饮，天柱倾欹欲倒，余用人参白虎汤，其家以时症用参为疑，或谓"时邪用参，如吃红矾，入腹必死"，余曰："先天气弱，暑又伤气，脉象数而甚虚，非参不可"，争持良久始服，翌早往视，已霍然矣。"

嗟乎！医道之不明，至今日而极矣，经云热伤气，又云壮火食气，盛夏酷热，烁石流金，未有不伤气分者，故孙真人生脉散，东垣清暑益气汤，丹溪十味香薷饮未有不用参以顾气者也，至人参白虎汤，乃《金匮》中暍门专主之方，更何疑乎？且此症乃中暑，非时邪也。时邪者春当暖反寒，秋当凉反暖，冬当寒反温，为四时不正之气，感而病者，谓之时邪，至风寒暑湿燥火六者，应时而至，本天地之正气，人或不慎，感之为病，谓之中寒、中暑而已，不得谓之时邪也，若许此症之虚，则清暑益气亦可，然因其大渴欲饮，恐黄蓍、白术过于温补，故用人参白虎，余本细加斟酌，岂漫然获效哉！

复数年，又抱恙，延余诊治，时十二月一日也，其症外似洒淅恶寒，寒后烦躁觉热，舌赤无苔，溲带白浊，脉来洪数无伦，按之空象，因告其叔曰："此不治症也，至春殆矣，夫冬见夏脉，书称不治，伊脉洪数无伦，在夏脉尚为太过，而况见于冬令闭藏之日，且又无根，肾水告竭，肝火独旺，木生于水，无水生木，何以应春气之发生乎？如木树然，当冬月闭藏，莫能定其生死，至春则生者生而死者死，人身一小天地，肝木应乎春气，根本既拨，故知其死于春也。"遂未立方而行，后果于正月十八长逝云。

喘 症

包式斋，患尿血二年未痊，经余药治而愈，盖肾虚人也，偶因伤风，某医发散太过，转致喘不能卧者累日，乃急延余诊之，曰："咳出于肺，喘出于肾，肺肾为子母之脏，过散伤肺，母不能荫子，则子来就母，而欬亦为喘，肾虚人往往如此，今已肾气上冲，脉象上部大，下部小，而犹以为邪风未尽，更加发散，无怪乎喘不能卧也。”与以都气全方，加紫衣胡桃肉三钱，纳气归肾，一药而愈。

数年后，又因伤寒服发散重剂，喘又发，仍令检服前方，其内因夫病笃，着急万分，忽得笑症，终日哑哑不止，亦求余诊，其脉左关皆数甚，余曰：“膻中为臣使之官，喜乐出焉，此肝火犯心包络也。”与西犀角地黄汤加羚羊角。

次日复请余诊，则笑病若失，而式斋之喘如故，惟至夜阑稍平耳，某曰：“异哉！何药之效于当年而不效于今日耶？”细诊脉象，上部大，下部小，实属肾气不纳，毫无他疑，因问何时服药？曰：“晚饭后。”予曰：“是矣，今可于晚前服药，当必有效。”次日问之，则喘平而安卧如常矣。

盖药本纳其肾气，饭后服药，则为饭阻，不能直达有肾，故上半夜全然不效，下半夜药气渐到，故稍平也，今于饭前服，腹中空空，药力直达于肾、然后饭压之，肾气岂有不纳者哉！嘱其加十倍为丸常服，并嘱外感时，不可肆用发散，其症乃终不复发。

疯　症

厉登铭初秋患疟，余治之，始以和解，继以景岳归柴饮加生地一两，姜皮三分，得汗透而解，愈后即往城南观火，至大门，忽谓家人曰：“适土地老爷过此，汝等见否？”是夜遂疯，喊骂大闹，掷毁什物，且持厨刀欲杀其妻，次早其妻来请余治，既至，正持破碗欲伤人，见余至，忽放下呼余，余知其有怯意，乃正言厉色曰坐，妄动吾将治汝，按脉毕，出谓其家人曰：“诸邪从虚而入，邪祟亦以虚而入，登铭本疟病初愈，疟发于少阳胆经，疟后受伤，其胆必虚，适遇邪祟从虚入胆，而疯成矣，夫疯字从风，有风象，然疯之或重或轻，犹风之或大或小，疯之发忽忽止，犹风之忽起忽息，邪祟之中人而成疯，未尝不凭人身内风之力，而鼓动乎肝，因木生风，因风生火，因火生痰，痰火相搏，势乃大张，而人之魂魄神明，皆扰乱而不能自守，所幸邪祟初入，譬如匪人初至，左右邻居，并无识者，其势尚孤，驱逐亦易，若失其治，盘踞既久，巢穴已固，风鼓其势，火张其威，痰助其力，如恶人居久而党已成，则驱逐良难也。”

于是用温胆汤，制半夏、化橘红、云茯神、生草、炒枳壳、鲜竹茹、粉丹皮、龙胆草同煎，另加朱砂三分，猪胆汁少许，和服，此方专于泻胆，使邪祟不能甯居，又兼清火化痰，使邪祟无所凭依，法虽平平，竟一药而愈，后以十味温胆汤，沙参代人参，以生地代熟地，且重用之，以生地能补胆，贼去关门法也，连进四贴，神志如常，此乃嘉庆十六年事也，余得识王九峰先生，实见此案为之先导也。

吴预生客淮北，一日忽大疯，屡举刀自戕，幸救得不死，友人送归，求诊于余，余如诊厉登铭法，正容庄色以诊其脉，脉象或大或小，或疏或密，或大或促，知其邪祟无疑，厉声谓之曰“尔遇我即当去，不去我将在鬼哭穴针灸法针汝，虽然尔来路远，我当嘱伊家多赠盘川”，一言一应，旁观者无不称奇，余知其邪祟重而且久，气血耗伤，先将参、地两味补之，加犀角、羚羊、琥珀、朱砂、龙齿、虎骨、龟板、鹿角，诸多灵通之品，以镇其神魂，更仿喻嘉言法，用羊肉汤一碗为引，使邪祟借腥膻之气而出，惟不与病人知，恐二竖避入膏肓也，又嘱其父多烧冥资以践余言，翌日果愈。

热　泻

刘竹湄，岭南人也，由山东济南府，保举赴都，自都赴镇，遂病久不愈，延余往诊，询其病源，乃有四月之久，黎明泻起，日行五六次，而仆仆道途，屡治不验，余诊其脉，诸脉皆平，肺部独大，按之而数，余曰："此肺热移于大肠，乃热泻也。"

公曰："途中皆值冬令，感受风寒，反致热泻乎？"余曰："据脉象而言，实为热泻，右寸属肺，肺与大肠表里相通，今独数大，故知其移热作泻也，唯前方所服，可系温燥药否？泻时热且有声否？"刘曰然，余曰："岂有寒泻急迫作声乎？经云暴注下迫皆属于热，岂人止有寒泻而无热泻乎？脉症相合，属热何疑。"乃用天冬，麦冬、孩儿参各三钱，以养肺阴，加泻白散、地骨皮一钱，甘草五分，以泻肺热，又加茯苓三钱以分利，淮山药五钱以顾脾胃。

一剂知，二剂已，遂未服药，翌日泻又作，急来请诊，问以何故？余曰："一百二十日之恙，可以一药而止，不能一药而除，再服二贴，病当霍然，虽然诊公之脉，沉部颇有数象，似乎有伏热，泻不难止，恐春气大透，木不生火，变生他症耳。"

刘以有事须赴阳关，月余后返，逾十日忽来请诊，余往见其面左部，自头项，全行红肿，左目肿，合不能开，上下唇皆厚浮寸许，心烦意乱，形神潦倒，脉数有力而无浮象。余曰："此症似若大头瘟症而实则非也，此系久有郁热，热郁成毒，春透木旺，借肝气发生，热上毒透，肝位于左，气由左而升，故病在左，所喜六脉根本甚固，尚能胜病，月余可痊。"于是用东垣普济消毒饮子而去其升、柴，以症无外感，火发于肝，延炽于胃，其势已甚，不敢再为升提也，且加犀角、羚羊角清肝胃之火，恐其火之上咽喉也，大便艰结异常，加调胃承气以下之，十日后，火势渐平，肿亦渐消，知其血热阴伤，加丹皮、生地以凉之，每贴药计四五两，始多苦寒，继以甘凉，而总不用发散，其始尚用桔梗、薄荷二味，取其辛凉疏解，后并此而去之。

症虽日减，惟偏左头内尚觉沉闷，终以余不为发散为疑，疑且惧伏头风病根，余姑从之，用荆、防等数分，外加监制，伪为发散也者，另立清凉表散，镇摄肝风之方与之，曰："服前方半剂即已，如有不适，再进此药即安。"

次日往诊，公曰："日昨服药片时，即觉火热轰轰，似觉头面复有肿大之患，头晕眼花，急服后方始定，尝闻风善肿而主散，又闻有大头瘟症属乎风火，亦用发散，而予症似亦风火之症，独不可散，何也？"予笑曰"公之恙非风火，乃火风也。风火者，因风生火，风为本而火为标，散其风，兼泻其火，而风自息，试观天地之道，热极生风，得大雨施行，天气清凉，而风亦顿息，今火风之症，若误作风火论治，妄用发散，譬如炉火已旺，而又以风扇扇之，火岂有不更炽者哉！公若误进发散大剂，将火势焮腾，焦灼肌肉，蔓延咽喉，虽有善者，恐将难为力矣，夫大头瘟症，余岂不知，其初起也，恶寒体重，头面俱肿，必兼表象，两目鼻面肿起者，阳明也，耳前后并额角肿起者，少阳也，脑后项下肿起者，太阳也，三阳多表证，故可先加表散，公恙初起，毫无恶寒恶风，面肿于左部肝也，公岭南人，地气温热，秉赋偏阳，在京十数年，饮食皆用煤火，毒积已久，又值春生之令，肝旺火升，上扰阳明，致成此症，故治法只宜消毒泻火，经所谓高者抑之，不可散也"，后调理拾余日而愈，公意深为器重。

温　疟

宫保陶云汀，晚年于夏秋间，奔走过甚，而是年秋燥又更甚于盛夏，蕴受暑热，未能即发，至八月初始病，医者妄用伤寒辛温发散，其热转甚，致成温疟，寒少热多，医复改用柴胡加桂枝，多属一派温燥之品，病益甚，邀余往诊，细询其病，疟在阴分，不过旋即发热，壮热六时许，解而无汗，热时烦躁，渴欲冷饮，饮亦不多，脉甚弦数，舌红绛无苔，溲赤如血，且不寐者累日矣，余曰："此大热症，加以燥剂伤阴，阴虚则不能作汗，无汗则不能化邪，热邪不解者，因无汗，烦躁不寐者，因阴虚，治宜养阴化汗以达邪。"以小柴胡去参，加大生地五钱，当归二钱，赤芍钱半，夜交屯三钱，三更后，疟势减而人赤安卧矣。

次日与某医会诊，谓余曰："药方用何首乌，似若太早。"余曰："未也，意在谓夜交屯乎！此乃首乌之屯，非首乌也，取夜交之意，为不寐而设，叶氏治疟，亦常用之，以交通阴阳，非首乌之能温补者可比。"

余知道不同不相为谋，惟是日遂由某医立方，尽去温燥，改用黄连、石膏，服后燥热有加不已，盖伊等只知寒凉以治热，不知黄连苦燥，仍能伤阴，石膏虽能清热而不能养阴，虚人服之，转伐胃气，余以交浅不必言深，且以病家未能信任，余屡告辞，又留不肯放行，余曰："既令余治，则当从余，此乃阴虚作疟，当用四物合小柴胡加减，以熟地改生地，譬如天气亢热已极，不得一场大雨，何以回凉，若黄连、石膏，则冰雹之类也，反足伤人，余必如此治，从则留，不从则去。"幸听余言，乃为处方服之，用大生地二两，当归三钱，柴胡二钱，黄芩一钱，赤芍二钱，赤苓三钱，甘草五分，会皮一钱，不过二时许，即大汗热清，疟势较前大减，即宗此方，出入而愈。

尸 厥

陶公云汀病温疟，服余药而效，一日，伊友刘某抱病，又求诊于余，时值大雨，拟不往，因问何症？曰尸厥半日许，死而复苏，奄奄一息，请速驾，缓恐不及，遂冒雨行，至则陶公亦在，曰：“刘君病危，恐不治，因先生精于理瀹，特邀一诊。”迳入，见其大汗如雨，面白如尸，两目直视，牙关紧闭，喉中痰鸣，口角流涎，不省人事，令探下体，则囊缩遗尿，余曰：“死在顷刻，无能为矣。”欲辞去，病家坚不肯放，陶公曰：“予亦早已知之，无已，请背城借一。”余因问前会服药否？病家出方示余，类皆发散温燥之法，而热终不减，内有病中所服一方，用麻黄一钱五分，羌活二钱，甘草五分，桂枝二钱，见之殊为骇异，遂诊其脉，应指洪数，重按即空，惟尺部尚能耐按，似有一线可得，真元素固，虽经猛剧之戕，而脉尚有根，盖可获幸于万一也。

于是用犀角地黄汤，犀角三钱，大生地一两，大白芍三钱，丹皮三钱，取其通心达肾，养阴化热，又念服温燥伤阴之品，脉来洪数，阴不潜阳，当于养阴药中，再加介类以潜阳，不得以大汗亡阳，脉来空大，而即以参、附投之也，遂加牡蛎一两，龟板五钱，橘红一钱，竹沥五钱，姜汁三滴，命速进，勿缓，另以乌梅擦牙开关而灌之，若痰涌而药不得入，则必死矣，方成乃去。

翌日往询之，家人大喜，曰：“昨日进药，初皆不受，三次后，下喉一匙许，旋即汗收痰平，而人事亦清，惟言语尚有蹇涩耳，连进两剂，痰降言清，而汗仍微出，盖表虚也，于是由本方外，另仿玉屏风法，用黄蓍皮五钱，防风一钱，五味子七分，一服而汗即止，遂去犀角，加麦冬三钱，高丽参一钱，竹沥减至二钱，约服六七剂，后又改用归脾汤调理而痊。”

气　喘

同乡张伟堂太夫人患疟，过服寒凉，病剧，邀余往诊，先进温疏，继以温补，不数剂而病已霍然。

越明年，冬十二月，伟堂又病，危殆将死，医莫能救，乃来求诊于余，以冀获幸于万一，余往见其坐凭几上，一人以手扶其头，胸闷，痰鸣气急，难于平卧者，已旬余日矣，神识昏沉，不能语言，脉滑数，洪大而浮，惟尺部尚疑似有根，遍阅前方，自八月起，尽用发散消导，月余后，病仍不减，疑为正虚，改用补剂，既以痰阻气急，又改用顺气化痰，仍兼疏散，以解其表，攻补并呈，终莫能效，医士朱某与张甚交好，以二陈汤泛丸服之，而病乃益剧。

余曰：“此肾气上冲也，诸气皆以循环周行者为顺，冲逆喘急者为逆，肺不宣化，气失清降，而肾气乃逆，气平则痰降，气逆则痰升，今痰涌气急，不能俯仰，脉甚虚数，似为湿热而兼阴虚，湿热不化，阻滞气机，而肾气反以上冲，若能纳气归肾，气平痰降，则湿热亦化而安卧自如，症虽剧当无妨也，遂仿都气丸意，用熟地八钱，萸肉四钱，山药四钱，丹皮三钱，泽泻三钱，茯苓三钱，北沙参四钱，杏仁三钱，桃肉三钱，橘皮一钱，立方后，遂往九峯先生处。”

翌晨复来求诊，余又往讯之若何，曰：“药尚未服。”余以求医不诚，意欲辞，忽闻内有惊惶号哭之声，一人急出告余，曰："病者猝变，有无急救法否？"余曰："勿惊，是厥脱耳，非真死也，不久即醒，病至笃，不药死不远矣，药之幸或可免。"越半时许，果醒，病家以余言之有验，遂以昨方进半剂，病者稍稍能俯仰，病家向余曰："药甚效，惟犹未能平卧，如能令其平卧，则甚快矣。"余曰："此自误也，早服，焉至于此，今速再进则自可酣睡无虑也。"病家如所言，叠进数剂，病去其七八，继乃缓缓调补，而病乃霍然矣。

伤 寒

李青原兄病伤寒，头痛项强，背扳，身尽痛，甚恶寒而不甚发寒，自服发散药，无汗，予诊之，脉浮而弦甚，知素来阴虚不能作汗，以九味羌活汤去生地黄、芩，加当归八钱，一服得透汗而解，方本景岳归柴饮，景岳专用柴胡，只治少阳证，不能治太阳证，特变而通之，陶节庵九味羌活汤治江南伤寒最好，江南无正伤寒，不能用麻黄也，或议其不用黄芩、生地，须知口渴欲饮，用之有效，否则不妨易之，予自治李青原后，每遇伤寒夹阴虚者，即以节庵景岳法参用，去生地，加当归，少则五钱，多至一两，无不得汗而解，三载以来，取效不下数十人，然则斯方亦殆可传也。

凡发散药，太阳经居多，阳明胃经则白芷、葛根、升麻三味，少阳胆经则柴胡一味，仲景小柴胡汤为少阳证而设也，疟疾不离乎少阳，今人用小柴胡汤治疟疾，未尝不可，乃景岳五柴胡饮及正柴胡饮，皆用柴胡治太阳伤寒，恐不能散邪，而反引入少阳也，至叶天士治疟症，则不敢用柴胡，更不可解，今吴人患疟，不敢少用柴胡，以致缠绵日久，甚有死者，皆其遗祸也，景岳、天士皆医中翘楚，一则重柴胡如此，一则弃柴胡如彼，岂非偏之为害哉！

类 中

予三十岁时，馆于京口旗营呼协领家，呼公六旬外，忽得类中症，眩晕非常，头不能抬，夜不能卧，面色浮红，请唐朗山诊治，朗山君以为虚阳上浮，以真武汤坐镇北方，用附子多至三钱，合家疑惧，不敢服，朗山力主之，予亦极为赞助，一服而定，调理煎方百余贴，总用附子五钱，丸药亦重附子，统计服附子十余觔，精神加旺，后不服药，寿至七十七岁。江西宜服附子，而能用之于江南，朗三先生真大手笔也，一时称奇，余亦心服。

十余年后，徽人余姓，年三十岁，六月出门，抱恙而回，医者以为受暑，投以清凉，忽变周身寒冷，热饮嫌凉，诊其脉沉细如无，知其体本阳虚，虽为夏令，仍属感凉，以桂附理中汤，用附子一钱，如弗服也，加至三钱，身寒稍减，而热饮仍嫌凉，直加至五钱，乃日见有效，计服附子二两许，病乃全愈，盖其家婺源，皆服山涧之水，其性极寒，生斯地者，体多偏寒，以寒体受寒凉，服寒药，故一寒至此，医贵审时，兼宜度地，非易易也，然予之所以敢用重剂者，由先得朗山先生之教也，虽然脉沉多寒症，而亦有不尽然者。

嘉庆十八年，予往常州，有朱某者，小贩人也，忽得奇症，周身畏寒，医投以热剂不应，因投以温剂，如附桂之类，而其寒愈甚，爰求予诊其脉，皆沉，按之至骨，略见弦数，知其为同气相求症也，以犀角地黄汤与之，朱本贱业，以得予至为幸，见方即服，一服而寒减，三服而全愈，此等症候，身寒脉沉，未有不用热药者，不知其伏热在至阴之地，一遇热药相引而入，并人身之阳，亦随之而入，故外反憎寒也，幸朱服热剂不多，否则恐难救矣。

眼　病

李楚生三兄患目，二目皆病，左目尤甚，红痛异常，瞑不能开，勉强开之，盲无所见，头痛难忍，亦左为甚，大渴欲饮，每日饮浓茶十大碗，蔡医以白虎汤投之，石膏每剂一两许，愈服愈渴，数剂后浓茶加至三十大碗，饮食不思，神烦不寐，终日终夜饮茶而已，两月有余，困顿已甚，乃延予诊，脉皆弦数而大，而右关数疾之中，尤见和柔。

予笑曰："此非白虎汤症也，白虎汤乃伤寒时邪，胃有实热，大渴欲冷饮症所用，今因患目而渴欲热饮，不欲冷饮，且素嗜浓茶，尅伐胃气，胃液干枯，求饮滋润，其实润之者，乃更伤之，故愈饮愈渴，彼石膏能治实热而不能治虚热，本草谓虚人禁用，恐伐胃气，彼庸庸者，以为渴饮则当用石膏，而不知外感内伤，有天渊之别，热饮冷饮，有毫厘千里之分，率意妄投，不独损人之目，即损人之命不难也。"

其仲兄问曰："闻目属肝窍，何患目而言胃病？"予笑曰："肝开窍于目，夫人而知之，乙癸同源，肝亏则肾亏，亦夫人而知之，不知五藏六府十二经脉三百六十五络，气血皆禀受于脾土，上贯于目而为明，故脾亏则五藏之精气皆失所使，然脾与胃相表里，而为胃行精液，胃主降，脾主升，胃降然后脾升，饮食入胃，游溢精气，上输于脾，然后脾气散精，而上输于肺，今胃汁干枯，胃气不降，脾有何精液可升，尚何能归明于目哉！况病者肝肾本亏，肾不养肝，肝虚生热，热甚生风，以久虚之胃，木火乘之，故不独热难堪，饮不解渴，且胃无和气，直致饮食不思，胃不和则卧不安，故夜不能寐也，至目痛自属肝火，头痛自属肝风，而今欲治之，必先救胃，救胃必先戒茶，然后大养胃阴，并养肝肾，胃喜清和，得滋润而气自能降，木虑枯燥，得涵濡而火自能平，火平则风息，眼无火不病，头无风不痛，如此调治，症虽险无虞也。”

病者虑茶不能戒，予曰：“非戒饮也，特戒茶耳。”于是以菊花、桑叶代茶，而先投以养胃阴，扶胃气重剂，十日后，即不思饮茶，然后兼调肝肾，或清肺以滋生水之源，或清心以泻肝家之热，千方百计，乃得渐痊。

戒 烟

郭秉和求戒烟于余，余思烟瘾甚怪，书称怪病属于痰，病求之不得，则属于虫，五藏之中为虫所扰，则精神气血皆不能自主，而听虫所为，烟瘾之怪，虫为之也，诸病从虚而入，诸虫亦以虚而生，五藏之中，何藏为虚，则烟毒先入，而虫亦先生，故同此吸烟，而烟瘾之发，迥乎不同，或神疲呵次，或腹痛异常，或时欲更衣，或精泄如溺，种种不一，大抵何藏生虫，则现何藏之病，虫欲得烟，其瘾乃至。

今欲戒烟，非杀虫不可，而杀虫又非兼补其虚不可，今瘾来时欲大便，中气肾气皆虚，乃以补中益气合补阴之品，每日作大剂而服，另用药末，以贯仲、雷丸、芜荑、鹤虱、苦楝、锡灰、槟榔、榧子、粟壳，诸多杀虫之品，稍加烟灰为引，砂糖调服，当瘾初到时，仍吃烟一二口，使虫头皆向上，再将药末调服，虫食而甘之，不知其为杀之也，平时吸烟二十四口，如法则减去其半，又三日，仅每早四口，粪后逐日下细黑虫，小而且多。十数日后，下午四口，总不能免，复询于余，余曰："此必虫根未尽，子姑待之。"去十数日，而午前亦戒矣，后问其故，曰："昨予大便，后似有物堵塞肛门，极力努挣，突然而下，视之如小包衣，破之皆小虫也。"

一时传以为奇，后如法以试人，亦皆应手，因志之，以供世之求治者。

鼻　渊

张瑞超得鼻渊症，就诊于予，神色恍惚，头昏且痛，鼻塞涕臭，服药三剂，臭涕大减，鼻不塞而头痛亦止，再诊，将原方加减，七服而愈，照方加二十倍，熬膏常服，以杜后患，遂竟不复发，张问予神效之理，予应曰："医必当知古方，识其方意而更能变化之，则必有效，否则不惟不能奏功，甚且激其反动，而益增疾苦，所谓治病在乎得诀，而尤贵医有虚机，鼻渊一症，古方多用辛荑、苍耳等通脑之品，殊不知《内经》有云'胆移热于脑，则涕腥鼻渊'，不知病路之来，惟用辛热之药，疏通其脑，脑得辛热之气，则热愈甚而浊涕更多，日久脑虚，则目昏头痛，不能免矣，此症由脑热而来，脑热由胆热所致，须凉胆使其无热可移于脑，脑之余热即由而浊涕而泄，何患病之不愈哉！"

方用犀角地黄汤，以羚羊易犀角，清补肝胆，肝胆相为表里，清肝即以泻胆，甲乙皆得其所养，则火不生而热自清，再合温胆汤，重用竹茹，兼清肺胃以化痰热，药煎已成，入猪胆汁少许，以为引导，此方之所以应效者无所异，知病之源而得其治也。

传尸

邹氏子，年将二十，生而肥白，病虽久而形貌是，若吐红不多，未久即止，今惟食入必吐，不能纳谷，已有日矣，神色疲惫，脉来大小细数不匀，予细询其家曾有患此症而死者否？则父死于痨瘵，长子亦然，因告之曰："此非寻常怯症，乃传尸症也，此症内有痨虫，历代相传，可以灭门，其虫之灵，甚于二竖，男子由肾传心，心传肺，肺传肝，肝传脾，至脾则痨症已成，其初尚能进食，支持精气，及至脾藏，则不容人进食矣，今已食入必吐，无法可治。"病家闻之，乃大惊，请求救，予曰："仲景有獭肝丸一方最妙，以獭肝加于六味中，三料或可就愈，予曾试之，有奇验，然虫未成则可治，虫既成则恐难必效，且獭肝一月一叶，必至腊月，十二叶变化始全，而功用乃大，今处初秋，肝不过七叶，以变化未全之獭肝，治痨瘵已成之虫症，未必有益，再四思维，只有鳗鱼汤一法，见《东医宝鉴》，载有以鳗鱼治验者，请以此法试之，惟此物不得与病者语，只可以脚鱼汤诱之，食之足以补阴，或可不吐，倘能一日不吐，则日日食之，一月后，渐能纳谷而增进之，当可告痊，待至冬令，再觅獭肝，合丸服之，则可矣。"

予辞别，遂赴姑苏游，病家因请王九峯诊，王视之，乃大声曰："此传尸症也，有虫为患，必得大鳗鱼，用老僧尿壶，和陈仓米煨烂，捣丸食之，其病可愈。"言时适为病者闻，后如言合药，到口即吐，竟至不治，噫！虫之灵亦云奇矣。

不寐

谢蕉石，平素胆怯多疑，因忧气郁抑，忽间日不寐，昼则神倦肢酸，头昏头痛，腰疼，心跳肉瞤，腹痛腹胀等症，时起时伏，似瘥似剧，变幻无定，脉象大小，至数不一，似有邪脉，然察其神气，绝无外邪，因恍然曰："必三尸为之也，尝考三尸，或称三彭，上尸彭踞住泥丸宫，中尸彭质住膻中，下尸彭矫住脐下丹田，三尸喜人为恶，不喜人为善，脩道家必斩三尸而后得道，然不能斩之者，其人修炼反成疯魔，皆三尸为之也，夫人之运用，总在一心，夜寐则神静藏，何反多梦，亦三尸为之也，人有隐讳之事，而梦中每有自语者，三尸揭人之恶也，心为君主之官，胆为中正之官，如心正胆壮，三尸亦能平静，若心虚胆怯，疑惧环生，则三尸从中侮弄，病情愈出愈奇，俗云疑心生暗鬼，理实有之，不必外来之鬼，实惟三尸之祟耳。"

蕉石心本虚怯，又复疑惧，故三尸得从而祟之，此症非治虫不可，但用药不得令病者知之，否则三尸之灵，二竖之奸，必无益矣，因立方，皆用杀三尸之药，加以朱砂、琥珀，镇邪甯心之品，服后安寐，二十日来，并不反复，后为病者知方有杀虫之品，遂不寐如故，虽以前药倍进，而病仍加剧，复邀予往，病者时时多汗，每饮则汗更淋漓，不食则汗亦稍收，予知三尸已知药有制杀之品，故更幻出此象也，予筹思少顷，慰之曰："勿虑，予当设法止之。"因思蕉石每食必服沸热者，乃谓之曰："素服热食者，胃中必有积热，大汗急宜挽救，不然恐汗脱也，不寐似可缓治之，用芦根清通甘凉，汗必渐收，但以此常服，虑其太凉，恐泄泻，当加黄精以补脾肾，则必无他患也。"如此法服后，即汗渐止，遂以二味煮汤，日日服之，夜寐乃安，盖三尸只知前药之足以杀之，而不知黄精之更足以杀之也，治有出于事理，非夷所思者，此道光十六年所治之症也。

越数年，复有戴姓名槐卿者，素亦胆怯多疑，一日在场独宿空房，意颇疑惧，忽觉背部渐寒，肢冷懔栗，畏惧不敢动，既而迷睡，似入地狱中，绳捆素缚，困苦异常，欲喊不能出声，欲动身殊牵强，恶境多端，不能尽述，必待人推喊之，方得转醒，脱出苦海，次日另移卧室，而恶梦依然，从此精神恍惚，饮食渐减，且有寒热，笑哭不常，医以归脾汤与之，三服后，觉心忽从下落，突然有声，由此而后，遂五日彻夜不寐，予诊其脉，大小疎数不一，知是三尸为患，与蕉石之症相同，乃以凉胆养心药中，加黄精，嘱令卧服，即得安睡，而药终不令病人知之，又开丸方，用黄精为君，佐以犀角、羚羊、龙齿、鹿角霜、虎骨、龟板、雷丸、硃砂，诸多宝贵之品，壮心胆，通神明，阴制三尸，又加箭羽桃奴，兼制鬼魅之邪，另用上等硃砂一大块，包藏顶发内，待二十日后，诸恙全除。

此余悟出睡梦颠倒之由三尸为祟之治验也，《内经》论梦甚详，所分虚实偏胜，皆有至理，夫人卧寐之中，精秘神藏，已无知觉，梦又谁为之主，非三尸为之而谁为之，此其治，殆开千古不传之秘矣。

肝　气

吴晴椒夫人得异疾，忽于梳头后，胸乳间便发紫斑，心中殊觉不适，约一二时，斑退心定，病已十余日矣，邀予往诊，余曰：“何不早梳。”曰：“早梳亦然。”“何不迟梳。”曰：“迟梳亦然。”诊其脉，皆沉象，按之两关，则左弦数而右滑数，予曰：“此乃脾气而兼挟肝气，左沉弦而数者，脾气郁而肝阴亏也，右沉滑而数者，脾气郁而湿热不宣也，脾主健运，肝主调达，今多抑遏不畅，故土受木制，湿热相郁，而脾失宣化之功，梳头时两手齐举，而脾气得以上升，湿热乘机，而亦随之以升泄，故心殊不适，而外发斑点，梳头后两手下垂，则脾家湿邪仍流于下，故病象顿除，而其实病之巢穴犹未破也，疏运其肝脾，调畅其郁结，热透湿化，则病自退予矣。”

予进以补阴益气汤，以熟地柔肝，山药健脾，柴胡、升麻醒脾解郁，陈皮、炙草、归身调和中土，数剂而愈，病后更服数剂，遂永不复发。

顾某因忿怒争气起见，忽然直立不能卧，予诊之曰：“此肝叶倒竖也。”用小温胆汤加龙胆草、金器同煎，另以猪胆一个，悬之炉上，针一小孔，令胆汁滴入炉锅，候胆汁滴下大半，则药亦煎成，如法一服，病果全愈，或问：“肝叶倒侧，何专治胆，不用肝经药耶？”予曰：“胆为甲木，肝为乙木，胆附肝叶之下，凡有肝气上逆，胆火未有不随之而上者，故平肝不及，不如泻胆，胆气平，则肝火自熄也。”

疟　痢

刘松亭，年将七旬，夏患暑疟，寒轻热重，某医见热重，即加大黄，两剂后遂变为痢，红多白少，里急后重，病势转剧，乃就诊于予，予仍以大黄为主，曰痢疾滞下，大黄原为当用之品，但此症初起非痢，乃疟症也，少阳热邪陷入太阴，脾气一虚，有下陷之虑。

书称和血则下痢自愈，调气则后重自除，似宜以此为主，兼用喻西昌逆流挽舟法，使邪仍从少阳而出，始为正治，乃用当归、白芍各八钱，甘草八分，以和其血，红糖炒查肉三钱，木香五分，陈皮八分，以调其气，川连五分，黄芩八分，以清其热，加柴胡二钱，以提其内陷之邪，仍由少阳而外出，一服大解乃畅，滞下全无矣，再服而红白皆净，病家以柴胡之升提，虑疟仍作，而疟竟不来，盖邪去正复，精神血气既和，尚何所病哉！

余以此方，重用归、芍，治虚人痢疾，屡试屡效，可见用药之重量，妙在与病相称，而不可轻视之也。

吴泽芝患暑疟，一日至酉刻，忽然昏厥，手足抽搐，不知人事，惟时时作笑，旋又身热如炭，烦躁异常，天明予往视之，诊其脉，洪数之中更现躁急，或谓“中暑”，予曰：“非也，此乃中热，热入厥阴证也，热入足厥阴肝经，故手足抽搐，中手厥阴心包，故善笑，且中暑脉数而濡，暑乃阴邪也，中热之脉数而洪，热阳证也，此症洪数而兼躁急，中热无疑，若不清热而以暑症治之，恐难挽救，乃以大剂犀角地黄汤加羚羊片三钱，犀羚清其心肝之火，生地清热养阴济阳，外加竹茹、竹叶、西瓜翠衣，清心化痰以为佐，服后神识稍清，不复作笑，而抽搐亦止，然尚烦躁谵语，身热灼灼，三服后，始盖单被，渐渐调养而愈。”

越半月后，患疟疾，予知阴分大伤，必非一二月所能复原，而疟症又最易耗伤阴液，乃用小柴胡汤，重加生地、沙参等甘凉益阴之品治之，十余剂，方始告痊。

李曜西子，初秋患疟，寒少热多，多汗而热仍不退，医屡以白虎投之，始则热减寒重，既而但寒不热，少腹有气上冲，疼痛异常，至不能受，约一时许，乃渐转热，而痛亦稍平，热退则痛止，胸闷不食，神气萎疲，因问何以用白虎，据云热多渴饮，每服必碗许，问饮冷者乎？抑热者乎？曰："喜热饮。"令曰："据此论之，则大谬契矣，汗多而热仍不清，明系暑中挟湿之故，暑属阴而热属阳，岂可专治其热而不顾虑湿邪耶？此必误用转寒，阴寒逼入肝肾，寒气与肝气交争，随经上冲，故作痛也，疟主少阳，少阳胆经受寒，由表入里，由腑入藏，而内传之肝，肝肾均为阴藏，物喜类聚，乙癸同源，故又传归于肾，少腹逆气上冲，谓之肝气固宜，名曰肾气亦无不可，盖夫气冲疼痛，由寒转热，热退而痛亦全止者，寒气透而肝肾之气亦甯也，至初起能食，而今则不欲食者，肾脾虚寒，胃中失其命火之蒸气，独阴无阳故耳，诊其脉，按之沉象，左关弦数不静，右关沉微无力，绝无数象，阴邪内陷，寒症无疑，非用附子理阴煎不可，但以此方猛烈，病家恐生疑虑，遂先用建中试之，改生姜为煨，以观动静。"

一服后，痛发较轻，微思饮食，再服而转现热象，然气仍冲而疟仍不止，予竟用附子理阴煎与服，病家畏猛不敢用，予乃告之曰："桂枝，附子之先声也。煨姜，炮姜之先声也。归、芍，熟地之先声也，建中既效，何疑焉？建中虽能温中，不能纳肾气补肾阴以托邪也，今用附子理阴，温肾化寒，一服必效。"果如言。

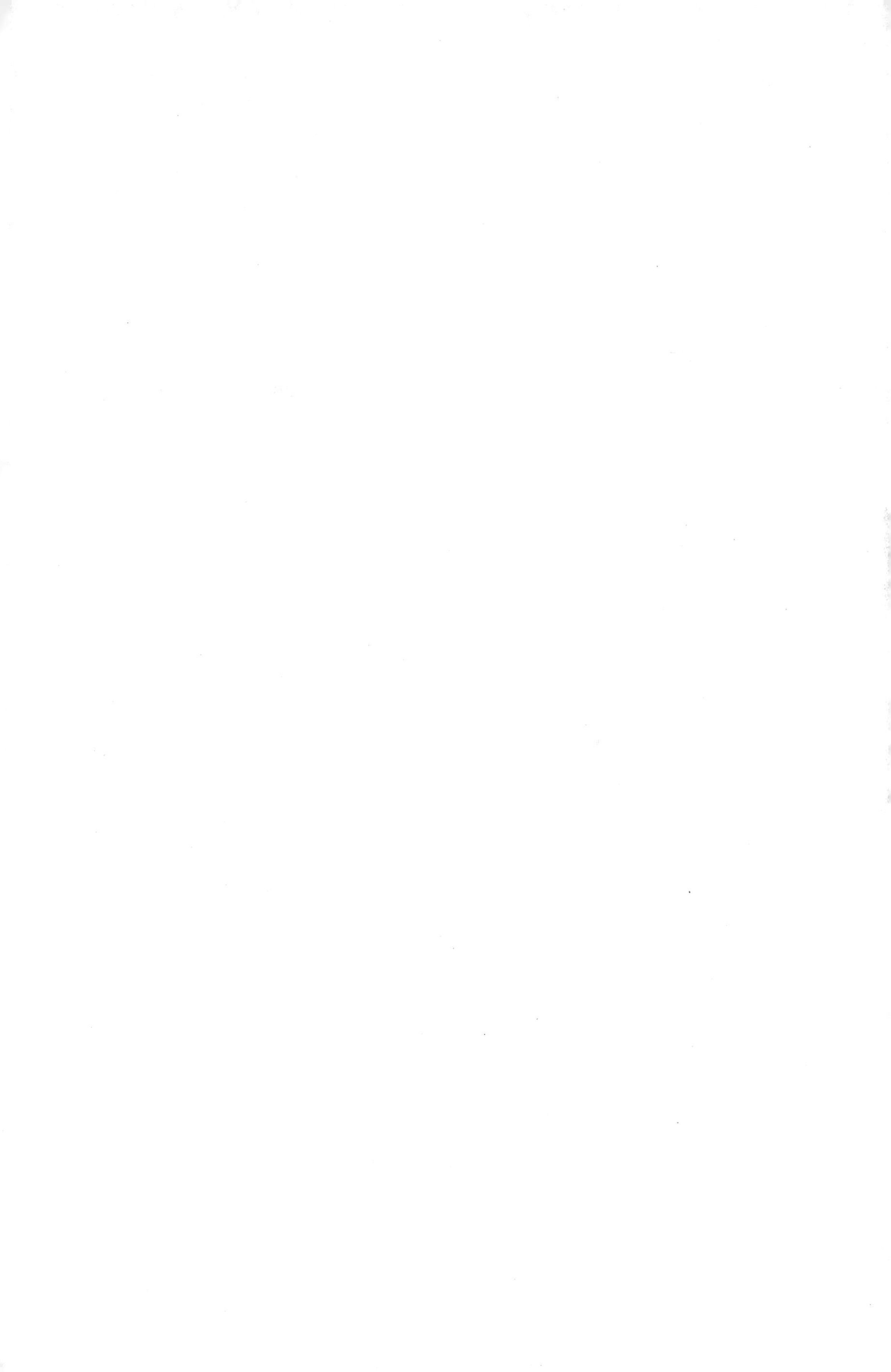